HOSPICES ET HOPITAUX

RÈGLEMENT INTÉRIEUR

Circulaire du 31 mars 1926

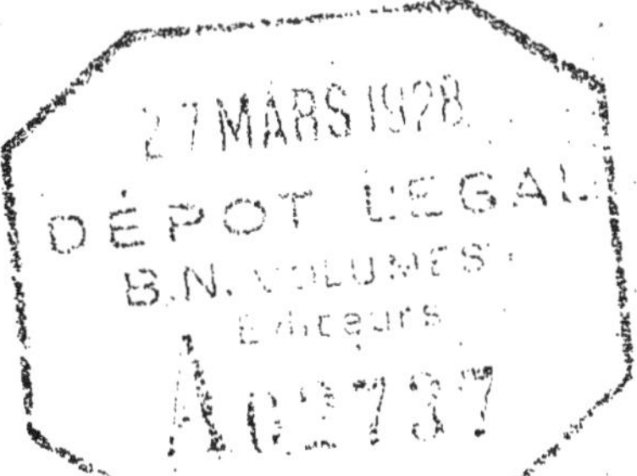

LIBRAIRIE ADMINISTRATIVE BERGER-LEVRAULT
NANCY-PARIS-STRASBOURG

HOSPICES ET HOPITAUX

RÈGLEMENT INTÉRIEUR

Circulaire du 31 mars 1926

LIBRAIRIE ADMINISTRATIVE BERGER-LEVRAULT
NANCY-PARIS-STRASBOURG

HOSPICES ET HOPITAUX

RÈGLEMENT INTÉRIEUR

(Circulaire du 31 mars 1926).

Le Ministre du Travail, de l'Hygiène, de l'Assistance et de la Prévoyance sociales à MM. les Préfets.

Par circulaire en date du 15 décembre 1899, l'un de mes prédécesseurs vous a transmis un modèle de règlement intérieur pour les hôpitaux et hospices.

Le modèle de règlement que vous trouverez ci-après n'a pour objet que de mettre l'ancien au courant de la législation intervenue depuis cette époque, principalement en matière d'assistance obligatoire et en matière de cultes. De plus, la question des malades payants a été étudiée sur de nouvelles bases.

J'ai mis à profit, pour cette revision, les travaux du Conseil supérieur de l'Assistance publique dans ses sessions de 1920, 1921 et 1924, et les observations faites sur place par l'Inspection générale des services administratifs, plus particulièrement celles qui ont été consignées dans le rapport de 1913 (*J. O.*, annexe du 6 août 1913).

Le nouveau modèle de règlement figure, article par article, dans la présente circulaire. Le commentaire explique, lorsqu'il y a lieu, les modifications introduites. Il laisse subsister, comme vous le verrez, la majeure partie du commentaire inséré dans la circulaire du 15 décembre 1899. C'est donc à la fois aux deux circulaires que vous devrez vous reporter, ainsi que les Commissions administratives des établissements hospitaliers, pour trouver des éclaircissements complets sur chaque article.

Vous trouverez à la suite du commentaire une liste des principaux textes de lois et règlements postérieurs à 1899.

Je vous invite à communiquer ce modèle de règlement aux fonctionnaires et aux administrations qu'il intéresse. Vous voudrez bien prier les Commissions administratives de mettre leurs règlements particuliers en harmonie avec le texte proposé par délibérations spéciales soumises à votre approbation.

Je vous prie de faire réimprimer le présent document dans le *Recueil des actes administratifs* de votre préfecture, et, en m'accusant réception de cet envoi, de me faire connaître les mesures que vous comptez prendre pour assurer l'exécution de mes instructions.

Le Ministre du Travail, de l'Hygiène, de l'Assistance et de la Prévoyance sociales,

DURAFOUR.

Nouveau modèle de règlement adopté par le Conseil supérieur pour les hôpitaux et hospices.

CHAPITRE I. — ADMINISTRATION

ARTICLE 1

La Commission administrative de l'hôpital, de l'hospice et de l'hôpital-hospice se compose du maire, de deux membres élus par le Conseil municipal et de quatre membres nommés par le préfet (1).

En cas de renouvellement total, les quatre derniers membres sont nommés par le ministre sur la proposition du préfet.

Les délégués du Conseil municipal suivent le sort de cette assemblée, quant à la durée de leur mandat; mais, en cas de suspension ou de dissolution du Conseil municipal, ce mandat est continué jusqu'au jour de la nomination des délégués par le nouveau Conseil municipal.

Les quatre derniers membres sont élus pour quatre ans; ils se renouvellent chaque année par quart.

Les fonctions de membre de la Commission administrative sont gratuites.

ART. 1. — Les troisième et quatrième paragraphes sont nouveaux.

Le troisième paragraphe est la reproduction du premier paragraphe de l'article 4 de la loi du 21 mai 1873, modifiée par la loi du 5 août 1879.

Le quatrième paragraphe précise les termes du deuxième paragraphe de l'article 4 précité.

Par circulaire en date du 20 avril 1920, je vous ai informé qu'il me paraissait souhaitable que l'un des membres qu'il vous appartient de désigner fût un médecin, non attaché à l'établissement. La nomination des femmes comme membres des Commissions administratives a été recommandée par les circulaires des 9 septembre 1898 et 19 novembre 1913.

La circulaire du 26 septembre 1879 a appelé votre attention sur les dispositions des lois des 21 mai 1873 et 5 août 1879 limitant à trois, y compris le maire, le nombre des représentants du Conseil municipal dans chaque Commission. En choisissant des membres à votre nomination parmi les Conseils municipaux, vous fausseriez la proportion voulue par le législateur.

La prépondérance de l'élément municipal, en renversant la majorité, pourrait entraîner des mesures plus favorables aux intérêts communaux qu'à la dotation hospitalière. Les lois d'assistance obligatoire rendent plus nécessaire que jamais la séparation des administrations communale et hospitalière, qui forment deux personnes civiles entièrement distinctes. Le Conseil municipal ne doit pas être tenté, par exemple, d'accroître le nombre des vieillards entretenus gratuitement en vertu de l'article 31 de la loi du 14 juillet 1905, au delà des ressources propres de l'établissement. Les hôpitaux et les hospices sont des établissements autonomes.

---

(1) Les hospices de Lyon ont un statut spécial, établi par ordonnance royale du 30 juin 1845, confirmé par l'article 8 de la loi du 21 mai 1873 et modifié par la loi du 20 juin 1920.

La même circulaire du 26 septembre 1879 a insisté sur la responsabilité morale qui vous incombe lors du choix des administrateurs. Les libéralités constituent une importante ressource des établissements hospitaliers. C'est un fait qu'elles vont de préférence à ceux dont l'administration scrupuleuse offre le plus de garanties pour le bon emploi des fonds.

Article 2

La présidence de la Commission administrative appartient de droit au maire, ou bien à l'adjoint, ou au conseiller municipal remplissant dans leur plénitude les fonctions de maire.

Tous les ans, la Commission choisit dans son sein un vice-président ; en cas d'absence du maire et du vice-président, la présidence appartient au plus ancien des membres présents, et, à défaut d'ancienneté, au plus âgé.

Le vice-président est toujours rééligible.

Art. 2. — La circulaire du 15 décembre 1899, se référant à une décision ministérielle du 6 mai 1853, exposait que les mots « plus ancien » devaient être considérés comme désignant l'administrateur dont les pouvoirs en cours d'exercice sont de plus ancienne date. D'accord avec l'Inspection générale des services administratifs et avec le Conseil supérieur de l'Assistance publique, j'estime que cette interprétation ne doit pas être maintenue, et que par « plus ancien » il faut entendre celui qui fait partie de la Commission depuis le plus longtemps sans interruption.

Article 3

La Commission administrative se réunit périodiquement, au moins une fois (tous les mois, — ou, — *toutes les semaines.)*

Les jours et heures de ces réunions sont fixés par simple délibération, non soumise à l'approbation préfectorale.

En cas d'urgence, la Commission administrative peut être convoquée extraordinairement par son président ou par son vice-président.

La Commission ne peut délibérer qu'à la majorité des membres qui la composent.

Le président de la séance a voix prépondérante en cas de partage.

Art. 3. — L'ancien règlement prévoyait que les réunions ordinaires auraient lieu à date fixe. Cette obligation est supprimée par le nouveau, qui détermine seulement leur périodicité et leur nombre minimum. La Commission administrative, par simple délibération, non soumise à votre approbation, pourra fixer d'avance, selon les circonstances, la date de sa prochaine réunion.

D'après le règlement de 1899 les réunions des Commissions administratives pourraient avoir lieu à l'établissement hospitalier ou à la mairie. J'estime que, sauf impossibilité absolue, elles doivent être tenues à l'établissement hospitalier; c'est seulement ainsi que peut être assuré le contrôle sur place; de plus, la Commission doit avoir sous la main tous les registres et documents nécessaires, et ceux-ci ne doivent pas sortir de l'établissement.

ARTICLE 4

La Commission choisit chaque année dans son sein un ordonnateur et un ordonnateur suppléant chargés de la signature de tous les mandats à délivrer pour l'acquittemnt des dépenses.

La surveillance de la comptabilité du receveur et celle de la comptabilité de l'économe incombent plus particulièrement à l'ordonnateur.

ART. 4. — L'article 4 du nouveau modèle de règlement diffère de l'ancien en ce qu'il institue un ordonnateur suppléant, désigné chaque année en même temps que l'ordonnateur lui-même. D'après la circulaire du 15 décembre 1899, le suppléant ne devait être nommé, par une délibération motivée de la Commission administrative, que dans le cas d'empêchement de l'ordonnateur au cours de l'année.

Les textes réglementant la comptabilité des économes sont énumérés sous l'article 23.

ARTICLE 5

La surveillance quotidienne et la marche des différents services sont assurées, soit par le président, soit par le vice-président, ou encore par un administrateur de service que la Commission administrative choisit parmi ses membres. La durée du mandat de l'administrateur de service est de... (1).

L'administrateur de service veille à l'ordre général, à la propreté et aux bonnes conditions de l'établissement au point de vue hygiénique. Il pourvoit aux besoins imprévus, et rend compte de sa gestion à la Commission dans sa première réunion.

Les fonctions d'administrateur de service peuvent se cumuler avec celles d'ordonnateur.

Il peut être nommé un administrateur de service pour chaque établissement qui relève de la même Commission administrative.

L'administrateur de service peut réclamer du président la convocation extraordinaire de la Commission administrative.

ART. 5. — Aux termes de l'article 7 de la loi du 7 août 1851, les Commissions administratives sont chargées de diriger et de surveiller le service intérieur et extérieur des établissements hospitaliers. Leurs décisions se manifestent surtout par des délibérations. Pour exécuter ces décisions, et pour assurer la marche quotidienne des services, elles choisissent en général un délégué unique. Lors de sa session de 1921, le Conseil supérieur a fait remarquer qu'il n'y avait là pour elles qu'une faculté et non une obligation. Les Commissions administratives tiennent leurs pouvoirs de la loi; il est difficile de les obliger à instituer une délégation.

---

(1) Il est désirable que le mandat de l'administrateur de service ait une certaine durée, au moins six mois, si c'est possible, afin que l'administrateur puisse se mettre au courant du fonctionnement des services. — Il va sans dire que la Commission administrative peut désigner chaque année, par exemple, des administrateurs et des sous-commissions d'administrateurs délégués aux diverses branches importantes de l'Administration : contentieux, travaux et bâtiment, finances, services administratifs...

Le Conseil supérieur a tenu à reconnaître qu'en principe la Commission administrative ne saurait être mieux représentée que par son président et son vice-président. Mais ils peuvent manquer du temps nécessaire, et des nécessités pratiques, la surveillance des admissions, les rapports avec le personnel obligent généralement la Commission à nommer un administrateur de service. Il convient qu'il ne se substitue pas au président et au vice-président.

Le nouveau modèle de règlement stipule que la Commission administrative déterminera la durée des fonctions de l'administrateur de service. Une délégation permanente lui conférerait un trop grand pouvoir. Elle devra cependant être suffisante — six mois, au moins, s'il est possible — pour que son action soit efficace et qu'il pénètre tous les détails du fonctionnement de l'établissement.

Les fonctions d'administrateur de service peuvent se cumuler avec celles d'ordonnateur.

Dans les villes où les établissements hospitaliers sont multiples, un administrateur de service peut être nommé pour chaque établissement relevant de la Commission administrative.

A la différence de l'ancien règlement modèle, le nouveau spécifie que l'administrateur de service peut réclamer du président seulement, et non plus du maire ou du vice-président, la convocation extraordinaire de la Commission.

Il sera bon que l'administrateur de service tienne un cahier d'observations, qu'il transmettra à son successeur.

CHAPITRE II. — Classification du personnel

Article 6

La Commission administrative a sous sa direction les enployés et agents de service, à savoir :

I. — *Service général.*

S'il y a lieu, un secrétaire général ou,
Un directeur (1);
Un secrétaire ;
Un receveur ;
Un économe ;
Les employés suivants : (en donner la nomenclature).

II. — *Service médical et hospitalier.*

Médecins et chirurgiens (2);
Pharmaciens (3);

---

(1) Dans les établissements de moindre importance, la Commission administrative peut confier la fonction de directeur à l'économe ou au secrétaire.

(2) Donner surtout la liste des postes de chefs de services.

(3) Ne pas comprendre les pharmaciens-fournisseurs, qui résident hors de l'hôpital.

Internes et externes (1);
Sages-femmes (2);
Surveillants (*laïques ou congréganistes*) (3);
Préposés et servants des deux sexes.

III. — *Service religieux.*

Aumôniers des différents cultes.

En dehors du receveur, du secrétaire, de l'économe, des médecins et des chirurgiens et de tous autres agents dont la situation est définie par les lois et règlements (4), *tous les agents du personnel sont nommés et révoqués par la Commission administrative.*

Celle-ci fixe, par une délibération spéciale, soumise à l'approbation préfectorale, les règles concernant le recrutement, l'avancement et la discipline des titulaires des emplois (5).

Art. 6. — Le nouveau règlement ajoute un secrétaire général ou un directeur à la nomenclature simplement indicative des agents dont les Commissions administratives peuvent augmenter le nombre suivant les besoins. Si l'institution de l'administrateur de service diminue les inconvénients de l'administration collective, l'action personnelle de l'administrateur reste intermittente. La Commission administrative des grands établissements choisira donc un agent général responsable, qu'elle désignera, suivant les circonstances, sous le nom de directeur, de contrôleur, de secrétaire-contrôleur, etc... Dans les établissements moyens, le directeur pourra être en même temps économe.

La loi du 9 décembre 1905 a modifié le statut des aumôniers des différents cultes. D'après l'article 2 « la République ne reconnaît, ne salarie, ni ne subventionne aucun culte. En conséquence... seront supprimées des budgets de l'État, des départements et des communes, toutes dépenses relatives à l'exercice des cultes. Pourront toutefois être inscrites auxdits budgets les dépenses relatives à des services d'aumônerie et destinées à assurer le libre exercice de cultes dans les établissements publics, tels que lycées, collèges, écoles, hospices, asiles et prisons ». Ce ne sont pas là des subventions, mais c'est la rémunération d'un service rendu à ceux qui sont admis dans les établissements charitables et dont la liberté de conscience doit être respectée.

Depuis la loi du 9 décembre 1905, les aumôniers font partie de la catégorie générale du personnel nommé et révoqué par la Commission administrative (Circ. 2 août 1906).

---

(1) Nombre, recrutement.

(2) Toute école d'infirmières créée dans un hôpital ou hospice, qui n'aura pas à sa tête une directrice diplômée, devra posséder une *monitrice générale* ou une *surveillante des élèves*, munie du brevet professionnel et directement responsable devant la Commission administrative : de la tenue de l'école, de la conduite, de 'enseignement et de l'éducation morale.

(3) Ne mentionner que *la* ou *les* titulaires d'un poste à la maternité ou à l'hôpital.

(4) Lois du 7 août 1851, article 14 et du 21 mai 1873, article 6.

(5) Sous réserve de dispositions additionnelles à formuler le plus tôt possible par la Section permanente concernant le statut du personnel administratif, notamment des économes.

Toutefois, si l'autorité ecclésiastique n'a plus de pouvoirs dans la gestion des services publics, le législateur de 1905, par l'adoption d'un amendement, a reconnu le principe de la hiérarchie catholique. Des arrêts du Conseil d'État ont établi que des ecclésiastiques ne reconnaissant pas cette hiérarchie ne pouvaient pas exercer le culte public dans les églises. L'évêque, sans doute, n'a plus aucun caractère officiel : il est sans qualité pour nommer, agréer ou présenter le titulaire d'un emploi public, d'après la circulaire du 2 août 1906. Mais le choix de la Commission administrative ne se portera que sur un ecclésiastique muni des pouvoirs réguliers sans lesquels il serait inapte à exercer son ministère : tel est le principe qui peut être déduit de la circulaire du 13 octobre 1906, relative aux établissements pénitentiaires.

Deux nouveaux alinéas précisent le mode de nomination, de révocation et le statut du personnel hospitalier.

Une délibération d'ensemble de la Commission uniformisera et garantira les situations. La question des retraites du personnel, actuellement à l'étude, fera l'objet d'instructions nouvelles : elle est liée à la réforme du régime des retraites des fonctionnaires, employés et ouvriers départementaux et communaux annoncée par l'article 70 de la loi du 14 avril 1924. Je crois devoir vous rappeler qu'en principe les établissements hospitaliers ne doivent pas, dans l'intérêt de leurs finances, accorder à leur personnel, sous forme de retraites, des avantages supérieurs à ceux qui ont été prévus par la loi du 14 avril 1924 sur les pensions.

CHAPITRE III. — Attributions du personnel

I. — *Service général.*

Article 7

Le secrétaire général (s'il y en a un) ou le directeur, ou l'agent faisant fonction sous l'autorité de l'administrateur de service, est chargé de la surveillance générale de l'établissement (ou des établissements); il est l'agent d'exécution des décisions de la Commission administrative.

Art. 7. — Cet article est nouveau, mais consacre simplement la pratique observée dans certains grands établissements, dont la gestion exige tout le temps de ceux qui les dirigent.

Le secrétaire général ou le directeur sont les agents supérieurs chargés de l'administration générale de l'établissement ou des établissements régis par la Commission administrative.

Article 8

Le secrétaire est attaché spécialement aux travaux de la Commission administrative.

Il prépare la correspondance; il tient le registre des délibérations et tous les autres registres du service administratif; il prépare l'expédition des ordonnances de dépenses, et il surveille les travaux des bureaux. Il a, de plus, la garde des papiers et des archives, dont il est responsable.

Art. 8. — Dans les établissements hospitaliers pourvus d'un secrétaire général ou d'un directeur, le secrétaire est chargé plus spécialement des travaux administratifs. Dans les autres établissements, il remplit en même temps leurs fonctions.

Je vous signale tout particulièrement l'intérêt historique qui s'attache, surtout dans les établissements hospitaliers anciennement fondés, à l'exacte conservation des archives (1).

L'intérêt immédiat des établissements hospitaliers est d'avoir un bon classement de leurs titres de propriété. Faute de renseignements précis sur leurs droits et obligations, certains établissements engagent inconsidérément des procès. Ils se laissent absorber par des services annexes sans rapport avec le but de leur fondation, ils dévient de ce but, et s'exposent ainsi à la révocation des libéralités. Un répertoire des dons et legs et des fondations, faisant ressortir l'actif et le passif de la dotation, est plus nécessaire que jamais, depuis la loi du 7 juillet 1877 sur l'hospitalisation des militaires et les lois d'assistance obligatoire qui ont expressément réservé les droits résultant de fondations. D'après l'article 31 de la loi du 14 juillet 1905, les hospices ne sont tenus à l'hospitalisation gratuite que dans la limite de leurs ressources propres. Comment faire le calcul des ressources propres, déterminer les lits disponibles, distinguer les ressources de l'hôpital et les ressources de l'hospice, si l'on ne peut justifier les obligations résultant de fondations?

Les pièces originales des archives ne doivent pas être prêtées. Copie doit en être délivrée par le secrétaire. Elles ne peuvent être déplacées, exceptionnellement, pour être communiquées dans une bibliothèque publique, que dans les conditions fixées par la circulaire du ministre de l'Instruction publique en date du 15 mars 1905.

Les plans des architectes doivent être versés aux archives (2).

Article 9

Le receveur doit gérer en personne et tenir sa caisse ouverte tous les jours non fériés, de heures du matin à heures du soir.

La perception de tous les revenus en deniers et le paiement de toutes les dépenses s'effectuent exclusivement par son intermédiaire et sous sa responsabilité.

Il fait toutes les démarches et toutes les poursuites nécessaires pour les recouvrements des sommes dues aux hospices, dès qu'elles sont devenues exigibles.

Il prend toutes hypothèques conservatoires ;

Il provoque le renouvellement des baux ;

---

(1) Vous trouverez des indications sur leur classement et leur conservation dans les circulaires des 10 juin 1854 et 3 août 1860, ainsi que dans l'excellent ouvrage de M. Cros-Mayrevieille : *Traité de l'Assistance hospitalière*, 3 volumes (1912).

(2) Parmi les ouvrages que les Commissions administratives auront le plus souvent à consulter, il faut ajouter à celui de M. Cros-Mayrevieille, déjà cité, le traité général de MM. Derouin, Gory et Morins, celui de MM. Gouachon et Mouret, ainsi que les commentaires de M. Campagnole sur les lois de 1893 et 1905.

Il fait tous les actes nécessaires pour prévenir la prescription des titres de créance et inscriptions hypothécaires.

Il doit accepter contre récépissé de son livre à souche le numéraire, les objets précieux, titres ou valeurs que lui remettent les administrés.

Le receveur tient pour sa comptabilité tous les livres et registres prescrits par le décret du 31 mars 1862, et l'instruction générale du ministère des Finances du 20 juin 1859.

A l'expiration de chaque exercice, il soumet à l'examen et à l'avis de la Commission administrative son compte de cet exercice.

Art. 9. — Le receveur municipal exerce les fonctions de receveur des établissements communaux de bienfaisance. Néanmoins, lorsque les revenus ordinaires d'un établissement excèdent 300.000 francs, les fonctions de receveur peuvent être confiées à un receveur spécial. Il en est de même, après entente entre les Commissions administratives, lorsque les revenus ordinaires cumulés des établissements d'une même commune dépassent 300.000 francs (L. 7 août 1851, art. 14, modifiée par L. 31 mars 1924, art. 26).

Le décret du 4 mars 1924 a fixé sur de nouvelles bases le mode de rémunération des percepteurs-receveurs municipaux et des receveurs spéciaux des communes et des établissements hospitaliers (Voir circulaires des 26 juin et 31 décembre 1924).

La subvention de la commune à l'hôpital ne doit pas être déduite des revenus servant de base au calcul du traitement du receveur (C. d'Ét., 12 mai 1911)..

La caution solidaire des comptables de deniers publics est organisée par la loi de finances du 26 décembre 1908, article 41, modifiée par la loi du 15 novembre 1918, et par le décret du 16 janvier 1909, modifié par le décret du 7 décembre 1920.

Les mesures disciplinaires applicables aux receveurs des établissements hospitaliers sont réglées par le décret du 2 octobre 1912, modifié par les décrets des 15 février et 14 septembre 1913. Leur remplacement provisoire doit être assuré dans les conditions prévues par la circulaire du ministre des Finances du 10 mars 1905.

Article 10

L'économe a pour attributions :

1° *De percevoir, emmagasiner et conserver les denrées et objets mobiliers de toute nature ;*

2° *De distribuer ces denrées et objets. Il doit passer écritures et rendre compte de ses opérations.*

Ce comptable est responsable de sa gestion. Il exerce ses fonctions sous le contrôle de la Commission administrative, conformément aux règles prescrites.

Chaque mois, il remet à la Commission administrative un état indiquant la situation de ses magasins.

Le compte, affirmé véritable par l'économe et visé par l'ordonnateur, est adressé, avant le 1er avril de l'année suivante, au juge chargé de l'apurer (1).

Art. 10. — L'article 10 de l'ancien règlement a été supprimé.

L'économe doit participer en personne aux opérations du service dont il est responsable, en s'assurant que les distributions sont régulièrement faites et que les écritures sont l'exacte représentation de la réalité.

Le décret du 9 août 1919 a simplifié la comptabilité des économes des établissements publics d'assistance.

II. — *Service médical et hospitalier.*

Article 11

Les médecins et chirurgiens sont nommés par la Commission administrative.

La limite d'âge maximum est fixée à soixante-cinq ans pour les médecins et les chirurgiens. La Commission, à raison de leurs services, pourra leur conférer l'honorariat (2).

Art. 11. — La disposition d'après laquelle les médecins et chirurgiens ne peuvent être révoqués qu'après approbation du préfet ne figure pas dans le nouveau règlement, comme faisant double emploi avec l'article 6 ci-dessus et avec l'article 14 de la loi du 7 août 1851.

Je vous rappelle que ces praticiens ne doivent être révoqués que pour des motifs professionnels et que, par circulaire du 3 décembre 1907, je vous ai recommandé, avant d'approuver une révocation, de me communiquer le dossier de l'affaire, avec les explications fournies par l'intéressé.

Vous remarquerez que la limite d'âge est fixée en principe à soixante-cinq ans. Cette limite est un maximum. Le Conseil supérieur a entendu par là que les Commissions seraient libres de fixer une limite moindre.

Le règlement rappelle combien il est désirable que les médecins et les chirurgiens soient nommés à la suite d'un concours. Il a étendu cette prescription, indispensable dans les grands établissements, à la nomination des pharmaciens.

Le concours constitue un procédé de sélection fondé exclusivement sur l'appréciation des mérites respectifs des candidats. L'ordre de classement constitue, en faveur des concurrents, un véritable droit, à moins que la Commission n'ait spécifié, sur les affiches annonçant le concours, que le classement du jury n'aurait que la valeur d'une simple présentation.

---

(1) Les prescriptions réglementaires auxquelles le receveur et l'économe doivent se conformer sont notamment celles des décrets du 25 décembre 1899 et du 9 août 1919.

(2) La Commission administrative peut instituer, et il est désirable qu'elle institue un concours préalable à la nomination des médecins et chirurgiens, titulaires ou adjoints, et à la nomination des pharmaciens.

La circulaire du 9 août 1924 a exposé les conditions dans lesquelles les doyens des Facultés de médecine sont autorisés à s'entendre avec les Commissions administratives pour l'organisation des concours institués en vue du recrutement du personnel médical hospitalier. Pour la commodité des concurrents, la date du concours ne doit pas coïncider avec la date du concours d'agrégation de médecine et de chirurgie (Circ. 15 mars 1923).

En principe, et réserve faite des dispositions de l'article 28 relatives aux malades payants, le médecin d'un établissement hospitalier ne doit trouver la rémunération de ses soins que dans l'indemnité fixée par le traité qui le lie à l'administration de l'établissement. Certains établissements n'ont pas hésité à se priver des services de praticiens qui ne s'étaient pas conformés à cette règle.

Un certain nombre de commissions administratives admettent, pour assurer le service médical de l'établissement qui leur est confié, tous les médecins de la localité. La nécessité s'ensuit, par suite de la disproportion entre le nombre des médecins et l'importance de l'établissement, d'organiser le service par roulement, afin que chaque médecin puisse à son tour donner ses soins aux malades. Ce système ne saurait être approuvé. Il est contraire à la fois au principe même de l'autorité et de la responsabilité de la Commission administrative, en ce qu'il règle, d'une façon générale, en dehors de toute intervention de la Commission, l'attribution des emplois du service médical de l'hôpital et de l'hospice — à l'intérêt des malades, en ce qu'il remet pour l'avenir au hasard, et non à l'appréciation de la valeur professionnelle, la désignation des médecins des indigents — et au bon fonctionnement des services hospitaliers, qui exige de la part des médecins la possibilité de collaborer avec une continuité de vues suffisante, tant à l'aménagement général des services qu'à la formation du personnel infirmier et à l'adoption des meilleures solutions pour les diverses questions d'ordre intérieur qui peuvent intéresser indirectement le service médical.

Le système du roulement se rencontre également, avec les mêmes inconvénients, dans des établissements où le service médical hospitalier, sans réunir tout le corps médical de la localité, comprend cependant un nombre de médecins trop élevés pour les besoins de l'établissement. Cette organisation est défectueuse à deux points de vue, notamment, d'une part, parce que le traitement du malade est confié, à chaque changement de titulaire, à un médecin autre que celui qui l'a institué et qui a suivi la marche de l'affection, d'autre part, parce que tous les médecins n'ont pas une égale pratique de la médecine et de la chirurgie.

J'estime qu'il y aurait lieu d'attirer l'attention des Commissions administratives sur les inconvénients du roulement. Il serait utile de leur rappeler qu'en cas d'impossibilité d'instituer un concours pour le recrutement du personnel médical, c'est leur droit et leur devoir de faire un choix, et de n'attacher aux hôpitaux que les médecins et les chirurgiens les plus qualifiés, et seulement en nombre suffisant pour les besoins du service.

Article 12

Les médecins et chirurgiens visitent les malades tous les jours à heures du matin.

Ils font insérer dans un cahier spécial leurs prescriptions et le régime alimentaire de chaque malade. A la fin de leurs visites, ils signent ce cahier.

Ils doivent consigner, sur un registre ad hoc, *leurs observations individuelles sur les personnes traitées dans l'hôpital.*

Ils s'assurent que les doses des substances vénéneuses sont énoncées en toutes lettres, et que le mode d'administration des médicaments renfermant ces substances est indiqué.

Art. 12. — L'addition du dernier alinéa relatif aux substances vénéneuses satisfait aux prescriptions du décret du 14 septembre 1916, dont les dispositions ont pour sanction les peines édictées par la loi du 12 juillet.

Article 13

Les médecins et chirurgiens, dans le cas de maladie contagieuse ou épidémique, doivent faire les déclarations prescrites par l'article 15 de la loi du 30 novembre 1892 et prendre les mesures qui leur paraissent de nature à empêcher la contagion de se propager. Ils en rendent compte immédiatement à l'administrateur de service (1).

Art. 13. — En vertu de l'article 15 de la loi du 30 novembre 1892 et de l'article 5 de la loi du 15 février 1902, les médecins des hôpitaux, au même titre que les autres médecins traitants, sont tenus de déclarer les maladies contagieuses.

D'après le décret du 13 octobre 1923, modifié par celui du 1er janvier 1925, les maladies pour lesquelles la *déclaration* et la *désinfection* sont obligatoires, sont :

1° Les fièvres typhoïdes et paratyphoïdes; 2° le typhus exanthématique; 3° la variole et la varioloïde; 4° la scarlatine; 5° la rougeole; 6° la diphtérie; la suette militaire; 8° le choléra et les maladies cholériformes; 9° la peste; 10° la fièvre jaune; 11e la dysenterie; 12° les infections puerpérales et l'ophtalmie des nouveaux-nés, lorsque le secret de l'accouchement n'a pas été réclamé; 3° la méningite cérébro-spinale épidémique; 14° la poliomyélite antérieure aiguë; 15° le trachôme; 16° la fiévre ondulante.

Les maladies pour lesquelles la déclaration est facultative sont : *A*) tuberculose pulmonaire; *B*) coqueluche; *C*) grippe; *D*) pneumonie et broncho-pneumonie; *E*) érysipèle; *F*) oreillons; *G*) lèpre; *H*) teigne.

Les instructions prophylactiques annexées à l'ancien règlement ont été remplacées par les instructions générales pour empêcher la propagation des maladies transmissibles, adoptées par le Conseil supérieur d'Hygiène publique de France dans sa séance du 20 juillet 1925.

(1) Ce sont les médecins qui doivent, *eux-mêmes*, aviser l'autorité (service sanitaire de la ville), prendre les mesures qui leur paraissent de nature à empêcher la contagion et enfin, rendre compte immédiatement à l'administrateur de service (L. 30 novembre 1892, art. 15).

La circulaire du 27 mars 1922 a signalé l'intérêt qu'il y a pour le personnel hospitalier à bénéficier largement des avantages de la vaccination antityphoïdique.

Celle du 15 juin 1901 a énuméré les moyens de combattre la propagation de la tuberculose parmi les hospitalisés et le personnel.

L'isolement des tuberculeux dans des bâtiments ou quartiers distincts, ou tout au moins dans des salles séparées, a été prescrit par celle du 15 janvier 1904.

La préoccupation de la lutte contre la tuberculose a inspiré, vous le savez, la loi du 15 avril 1916, instituant des dispensaires d'hygiène sociale et de préservation antituberculeuse et la loi du 7 septembre 1919, instituant des sanatoriums antituberculeux.

Vous ne sauriez trop rappeler aux collectivités intéressées que des prêts à taux très réduits peuvent être consentis, par application de l'article 33 de la loi du 5 décembre 1922, modifiée par la loi du 6 décembre 1923, aux dispensaires publics et privés, ainsi qu'aux départements, communes et autres collectivités qui participent à la création d'un sanatorium public.

La circulaire du 25 octobre 1900 a recommandé de ne mettre à l'étuve les tissus de coton qu'après un lavage préalable. Celle du 22 février 1905 a prescrit l'incinération des objets de pansement.

Article 14

Les médecins, chirurgiens et les pharmaciens doivent être appelés à émettre leur avis sur les changements ou grosses réparations aux constructions entrepris dans les hôpitaux et hospices (1).

Art. 14. — Le nouveau modèle de règlement ajoute les pharmaciens aux praticiens qui doivent être consultés sur les changements ou grosses réparations entrepris dans les hôpitaux. La circulaire du 16 juillet 1901 a recommandé de demander également un avis si possible pour les constructions neuves. J'insiste sur ces prescriptions, car les dispositions des locaux ont une grande influence sur l'état sanitaire des établissements hospitaliers.

Il est particulièrement recommandé de consulter le corps médical sur le régime alimentaire et sur toutes les questions intéressant le personnel infirmier placé sous ses ordres.

Mon administration et l'Inspection générale doivent être consultées pour tous travaux d'aménagement hospitalier, même pour les travaux d'entretien, comme la réfection des peintures.

Une note détaillée de l'Inspection générale énumère les conditions que doivent remplir les constructions hospitalières. Cette note est publiée à part et peut être envoyée aux Commissions administratives qui m'en feront la demande.

La création d'établissements hospitaliers doit être facilitée dans les

(1) Il est obligatoire de demander aux médecins, chirurgiens et pharmaciens leur avis sur les changements ou grosses réparations aux bâtiments : mais il est bien évident que la Commission administrative se fera un devoir de les consulter sur toutes les questions ressortissant à leur compétence professionnelle.

localités éloignées, de manière à éviter les transports. On devra examiner, avant toute création, les ressources hospitalières de la région, la distance des établissements, la nature de la population ouvrière ou agricole. Le nombre des lits sera en rapport avec la population : les hôpitaux trop vastes pour la commune provoquent l'hospitalisation abusive. On s'adressera à des architectes expérimentés, qui devront se préoccuper plutôt de la distinction des constructions que de leur aspect.

Mais dans nombre de cas il sera sans doute plus expédient de développer les moyens de transport, particulièrement les moyens de transport automobiles, que d'envisager des créations nouvelles d'établissements hospitaliers. L'intérêt, en effet, n'est pas de multiplier outre mesure les hôpitaux, mais d'assurer le transport des malades dans les meilleures conditions de confort et de rapidité et de doter les établissements existants d'un outillage aussi perfectionné que possible.

A ce propos, je crois devoir vous engager à vous reporter aux circulaires du ministère de l'Hygiène en date des 18 mai et 9 juin 1922, qui ont prescrit d'élaborer un plan d'ensemble pour l'amélioration ou la mise au point de l'outillage hospitalier dans chaque département.

Article 15

Le pharmacien est nommé par la Commission administrative. Il exécute, conformément au Codex, les prescriptions ordonnées. Il observe les lois et règlements sur les substances vénéneuses et sur l'exercice de la pharmacie. Il tient, suivant les règles prescrites, la comptabilité des matières de son officine, ainsi que la comptabilité des toxiques stupéfiants (1).

La limite d'âge pour les pharmaciens est fixée à soixante-cinq ans. La Commission administrative peut leur conférer l'honorariat.

Art. 15. — Il n'a pas paru indispensable de mentionner le contrôle du médecin sur l'exécution des ordonnances. Le contrôle relève de l'exercice courant des deux professions. La loi du 25 juin 1908 a prévu d'autre part l'inspection des pharmacies. L'addition relative aux substances vénéneuses est la conséquence du décret du 14 septembre 1916 (V. art. 12).

Je recommande l'adoption, dans les pharmacies hospitalières, pour les produits toxiques, de flacons non-seulement de forme, mais de couleur différente.

Par une disposition nouvelle, une limite d'âge a été fixée pour les pharmaciens comme pour les médecins. Elle est de soixante-cinq ans. L'honorariat peut leur être conféré.

Article 16

Les élèves internes et externes doivent assister régulièrement à toutes les visites, tenir les cahiers et faire tous les relevés et extraits nécessaires à la pharmacie et à l'économat.

(1) Les préparations pharmaceutiques ne doivent pas faire l'objet d'une adjudication spéciale.

Ils assurent l'excécution de toutes les prescriptions relatives aux malades faites par les médecins ; ils examinent les malades entrant et réclament pour ceux-ci ou pour les autres malades l'intervention des médecins et des chirurgiens, dès qu'ils en connaissent la nécessité.

Ils sont nommés par la Commission administrative, qui décide de leur ordre de service.

Art. 16. — Le Conseil supérieur de l'Assistance publique n'a pas cru devoir maintenir les dispositions relatives au concours pour le recrutement des internes et externes, et à l'approbation par le préfet de la délibération de la Commission administrative statuant sur leur révocation. Elles ne sont imposées expressément par aucun texte législatif ou réglementaire. Il reste désirable que les internes et externes soient nommés à la suite d'un concours, au même titre que les médecins, chirurgiens et pharmaciens (art. 11, note 1). Les Commissions administratives se feront un devoir, d'autre part, de leur accorder toutes les garanties en cas de révocation, en subordonnant, par exemple, à l'approbation préfectorale les décisions qu'elles prendront à ce sujet, lorsqu'elles fixeront, par application du dernier alinéa de l'article 6, les règles concernant le recrutement, l'avancement et la discipline des titulaires des emplois. Toutes les mesures prises en vue d'améliorer le statut du personnel ne pourront que relever le niveau du recrutement. La circulaire du 12 mars 1914 précise les garanties qui doivent être exigées des internes.

Article 17

Le service des accouchements est placé sous la direction spéciale d'un accoucheur, chef de service ; il est assisté d'une maîtresse sage-femme, qui, en son absence, fait exécuter ses prescriptions et pare aux premières nécessités.

La sage-femme est nommée par la Commission administrative ; elle doit être exclusivement choisie parmi les sages-femmes de première classe et agréée par l'accoucheur titulaire. Elle ne peut être révoquée qu'après avis de son chef de service.

La limite d'âge pour les sages-femmes est fixée à soixante-cinq ans. La Commission administrative peut leur conférer l'honorariat.

Art. 17. — Le nouveau règlement n'a pas subordonné à l'approbation préfectorale la révocation des sages-femmes, pour la raison exposée à l'article précédent. Une garantie supplémentaire leur est cependant accordée : elles ne peuvent être révoquées qu'après avis de leur chef de service.

Une limite d'âge a été fixée pour les sages-femmes comme pour les médecins, chirurgiens et pharmaciens. En raison de l'importance de leurs fonctions, l'honorariat peut leur être conféré dans les mêmes conditions.

D'après la loi du 5 août 1916, il n'est plus délivré qu'un seul diplôme de sage-femme. Un décret paru au *Journal officiel* du 13 janvier 1917 organise les études en vue de l'obtention du diplôme.

ARTICLE 18

Les surveillantes sont chargées du service intérieur, sous l'autorité de la Commission administrative (1).

Elles soignent les différentes catégories d'hospitalisés.

Elles distribuent, après les avoir reçus de l'économe, les vêtements, les aliments et tous les autres objets de consommation.

Elles ne peuvent gérer aucun des biens, ni percevoir aucune des parties des revenus de l'administration hospitalière, même lorsque ce sont des revenus en nature.

Elles ne peuvent non plus prendre à ferme l'administration intérieure, ni aucune fourniture à faire à l'établissement.

ART. 18. — Le service des hospices et hôpitaux peut être confié à des sœurs hospitalières appartenant à une congrégation autorisée par le Gouvernement. Aux termes de l'article 13 de la loi du 1er juillet 1901, cette congrégation, pour fonder ainsi un nouvel établissement, doit être spécialement autorisée par un décret rendu en Conseil d'État. Selon la jurisprudence, l'expression d'établissement doit être entendue de toute maison dans laquelle, à un titre quelconque, un ou plusieurs congréganistes poursuivent l'œuvre de la congrégation.

Le décret du 27 juin 1922, modifié par les décrets des 19 février 1923 et 18 juillet 1924, a institué un diplôme d'État pour les infirmières et infirmiers. Les brevets de capacité professionnelle sont délivrés aux infirmières hospitaliées, aux visiteuses d'hygiène sociale et aux diverses infirmières à spécialité restreinte, après un stage dans les écoles d'infirmières dont le règlement aura été approuvé par mon ministère, et après examen. Il est créé un Conseil de perfectionnement de l'école d'infirmières chargé de veiller aux modifications et améliorations à apporter aux programmes et aux diverses parties de l'enseignement (technique et moral). Le brevet de capacité professionnelle peut également être obtenu par des infirmiers.

Le décret du 25 novembre 1924, modifié par le décret du 21 août 1925, a institué un examen spécial pour les infirmiers, infirmières victimes de la guerre, et a édicté diverses mesures transitoires. Il s'applique également aux masseurs victimes de la guerre.

Le décret du 24 juin 1925 a rendu applicables à l'Alsace et à la Lorraine les décrets des 27 juin 1922 et 25 novembre 1924.

Par circulaire du 26 février 1924, je vous ai fait part des conclusions et des vœux du Conseil supérieur relatifs au statut du personnel infirmier.

ARTICLE 19

Les infirmiers et infirmières, les préposés et servants des deux sexes sont placés sous la direction de l'administrateur de service ou de son délégué.

---

(1) La Commission administrative indiquera dans ses règlements si le personnel de surveillance, qu'elle a choisi, est laïque, congréganiste ou mixte. (Article 6.)

Les infirmiers et infirmières sont choisis par l'administrateur de service ou par son délégué, qui peuvent les suspendre, la Commission administrative pouvant seule prononcer la révocation.

Les préposés et servants des deux sexes sont choisis par l'administrateur de service ou par son délégué, qui peuvent les suspendre et les renvoyer.

Art. 19. — Les deux derniers alinéas sont nouveaux.

Une garantie supplémentaire est accordée, en ce qui concerne leur révocation, aux infirmiers et infirmières, généralement nommés à la suite d'un concours et diplômés. C'est par délégation de la Commission administrative que l'administrateur de service ou son délégué peut renvoyer les préposés et servants.

Article 20

Il est interdit à toutes les personnes attachées au service hospitalier de recevoir, à quelque titre que ce soit, des dépôts d'argent.

Ces dépôts seront remis au receveur, qui en passera écriture et qui en préviendra immédiatement l'administrateur de service.

Il est interdit à ces mêmes personnes de recevoir aucune rémunération des malades.

Art. 20. — Un nouvel alinéa interdit à toutes les personnes attachées au service hospitalier de recevoir aucune rémunération des malades. L'ancien article 58 prévoyait déjà la peine de renvoi contre les infirmiers ou servants qui auraient reçu un pourboire comme gratification. Cette interdiction générale, dont il est inutile de signaler l'extrême importance, se justifie par les efforts faits par les établissements hospitaliers pour rémunérer équitablement leur personnel, et son but est d'éviter les inégalités de traitement entre les malades.

Article 21

Le service des cultes est organisé dans les établissements hospitaliers de manière à assurer le respect de la liberté de conscience et à permettre l'accomplissement des devoirs religieux.

A cet effet, les ministres des différents cultes doivent avoir accès auprès des malades, qui, soit au moment de leur entrée, soit pendant leur séjour dans les établissements hospitaliers, ont réclamé leur assistance par l'intermédiaire de l'administration hospitalière. Celle-ci transmet les demandes des malades, sans délai, aux ministres des différents cultes (1).

Les prières publiques dans les salles sont formellement interdites.

Art. 21. — Les Commissions administratives s'inspireront, pour l'organisation des cultes, du principe inclus dans l'article 10 de la Déclaration des droits de l'homme et du citoyen : « Nul ne peut être inquiété pour ses opinions, même religieuses, pourvu que leur manifestation ne trouble pas l'ordre public établi par la loi. »

Elles doivent organiser d'avance le service de chacun des cultes sans distinction, de manière à rendre possible l'accomplissement des pratiques à ceux qui les considèrent comme des devoirs.

---

(1) Sauf objection grave contre l'entrée, dans l'hôpital ou hospice, du ministre demandé. Dans ce cas, l'administrateur de service aura à se prononcer.

Le deuxième paragraphe est en partie nouveau. Les hospitalisés doivent être informés dès leur entrée, par une note ou une pancarte, qu'ils peuvent faire appel, ainsi que leur famille, au ministre de leur culte, au moment où ils le désireront.

Il est interdit, par respect pour toutes les convictions ainsi que pour des raisons d'hygiène, de transformer les salles de malades en chapelles. Les Commissions administratives veilleront toutefois avec soin à la conservation des objets d'art.

CHAPITRE IV. — TENUE DES LIVRES ET DES REGISTRES

ARTICLE 22

La Commission administrative fait tenir par ses employés :

Un registre de ses délibérations, avec répertoire tenu à jour ;

Un registre-copie de lettres ;

Un sommier des propriétés et des rentes appartenant aux hôpitaux et aux hospices.

Et pour chaque établissement, un registre matricule de la population (1).

Ces divers livres et registres doivent être cotés et paraphés par le vice-président de la Commission administrative.

ART. 22. — Le registre des délibérations ne doit pas sortir de l'établissement et doit être réservé exclusivement à l'enregistrement des procès-verbaux. Chaque procès-verbal doit être signé par tous les membres présents à la séance. En marge des délibérations soumises à l'approbation préfectorale, il doit être fait mention de cette approbation et de la date de celle-ci.

On ne devra pas omettre de remplir la colonne 9 du registre matricule (diagnostic médical sommaire).

Le sommier des propriétés et des rentes est un registre du service administratif; il doit être tenu et conservé au Secrétariat.

ARTICLE 23

Le receveur et l'économe doivent tenir, pour la gestion de leurs comptabilités respectives, les livres et registres prescrits par les instructions ministérielles.

ART. 23. — Les prescriptions réglementaires auxquelles le receveur et l'économe doivent se conformer sont notamment celles du décret du 9 septembre 1899, commenté par la circulaire du ministre des Finances en date du 14 février 1900, et du décret du 9 août 1919, commenté par ma circulaire du 6 septembre 1919.

---

(1) Dans les grands établissements, les registres peuvent être utilement complétés par un jeu de fiches.

Le registre matricule doit contenir les indications suivantes : numéro d'ordre, noms et prénoms, sexe, profession, date et lieu de naissance, état civil (marié, célibataire), domicile de secours, date de l'entrée à l'hospice, à l'hôpital, motifs de l'admission (pour les malades, diagnostic médical sommaire), conditions de l'admission (par exemple aux frais de l'assistance médicale ou d'une compagnie d'assurances), service où est placé l'hospitalisé (médecine, chirurgie, maternité, incurables, etc...), date de la sortie de l'établissement, motifs de la sortie (guérison, convalescence, transfert, décès, etc...); total des frais occasionnés par l'hospitalisé; observations.

CHAPITRE V. — Maladies et infirmités traitées dans les établissements hospitaliers

Article 24

L'hôpital reçoit, à titre d'hospitalisés :

1° *Les malades civils, hommes, femmes et enfants, atteints de maladies aiguës ou chroniques, quelles qu'elles soient, et les blessés* (1);

2° *Les malades militaires ou marins ;*

3° *Les femmes enceintes ;*

4° *Les femmes en couches ;*

5° *Les malades présumés aliénés, en observation, et les aliénés de passage.*

Art. 24. — Les admissions à l'hôpital peuvent être prononcées tout d'abord en vertu d'actes de fondation ou de conventions. Les droits en résultant ont été réservés par la loi du 7 juillet 1877, par l'article 18 de la loi du 7 août 1851 et par l'article 25 de la loi du 15 juillet 1893. Elles peuvent être prononcées d'autre part en vertu de diverses dispositions législatives.

1° Loi du 7 août 1851 : Aucune condition de domicile de secours n'est exigée. Il suffit que l'hospitalisé soit tombé malade dans la commune. La gratuité est la règle. Mais l'Administration hospitalière a un recours contre la famille;

2° Loi du 15 juillet 1893 : L'établissement a droit au remboursement de ses frais par la collectivité du domicile de secours;

3° Loi du 9 avril 1898, sur les accidents du travail. D'après l'article 4-§ 3, modifié en dernier lieu par la loi du 6 juillet 1920, les frais d'hospitalisation des victimes d'accidents du travail ne peuvent dépasser, tout compris, le tarif établi pour l'assistance médicale gratuite majoré de 30 %.

4° Loi du 31 mars 1919, articles 10 et 64, ce dernier modifié par les lois des 21 juillet 1922, 30 mars 1923 (art. 22) et 1er août 1924 (art. 36). L'application de l'article 64 est réglée par le décret du 25 octobre 1922, dont l'article 95 abroge les titres I et III du décret du 26 septembre 1919 et qui a été modifié par le décret du 8 juillet 1924.

La circulaire du ministre de la Justice du 25 janvier 1906 traite de l'admission dans les hôpitaux de prévenus malades ou blessés.

Le nombre croissant des étrangers qui sollicitent leur admission dans les établissements hospitaliers français rend nécessaires quelques explications. On sait que l'article 1 de la loi du 15 juillet 1893 assimile aux Français les étrangers malades, privés de ressources, toutes les fois que le Gouvernement aura passé un traité d'assistance réciproque avec leur nation d'origine.

---

(1) Notamment les bénéficiaires des lois du 7 avril 1851, du 15 juillet 1893, de toutes les dispositions législatives concernant les accidents du travail, de la loi du 31 mars 1919.

Un traité d'assistance réciproque a été conclu avec l'*Italie* le 30 septembre 1919. Son exécution a été prescrite par la loi du 10 janvier et le décret du 25 mai 1921. Il a été suivi de l'arrangement franco-italien du 4 juin 1924, promulgué par décret du 27 janvier 1925, et a fait l'objet des circulaires des 14 février et 13 mars 1925.

Un traité analogue a été conclu avec la *Pologne* le 14 octobre 1920. Il a été ratifié par la loi du 16 mai 1922. Il a fait l'objet de la circulaire du 6 octobre 1923.

La loi du 21 novembre 1923 a ratifié, et le décret du 21 décembre 1923 a promulgué la convention conclue le 30 novembre 1921 avec la *Belgique*. Cette convention a été suivie de l'accord du 13 mai 1924. Elle a été commentée par les circulaires des 8 août 1924, 21 novembre 1924 et 14 février 1925.

La loi du 25 mars 1924 a ratifié, et le décret du 8 août 1924 a promulgué la convention conclue le 4 janvier 1923 avec le *Luxembourg*.

Un crédit a été ouvert au budget de mon ministère pour soins donnés aux étrangers ne pouvant bénéficier d'un traité d'assistance réciproque.

L'addition au présent article du cinquième alinéa ne change rien aux pratiques suivies.

La circulaire du 18 mai 1922 a exposé les conditions dans lesquelles des subventions sur les fonds du Pari mutuel peuvent être accordées aux établissements hospitaliers pour l'amélioration de leur outillage.

Il a été demandé que les administrations hospitalières mettent à la disposition des chirurgiens, dans chaque service, l'outillage moderne et les installations radiographiques nécessaires au traitement correct des fractures des membres.

Par circulaires des 11 juillet 1924 et 16 mars 1925, je vous ai signalé l'intérêt qu'auraient les hôpitaux à installer un service dentaire à l'usage des malades privés de ressources.

Article 25

De concert avec le bureau de bienfaisance, l'hôpital peut assister, à titre de malades externes, *sans les hospitaliser, les malades susceptibles de recevoir ce genre de traitement.*

De concert avec le bureau de bienfaisance, des services peuvent être institués à l'hôpital, *pour le traitement gratuit des malades ou blessés en état de se déplacer pour venir recevoir des soins de toute nature, qui ne pourraient être donnés à domicile.*

Art. 25. — Ce nouvel article est relatif à l'assistance gratuite aux malades externes.

Le premier paragraphe contient des indications que la loi a déjà données aux établissements hospitaliers. En effet, d'après l'article 7 de la loi du 21 mai 1873, les Commissions administratives des hospices et hôpitaux pourront, de concert avec les bureaux de bienfaisance, assister à domicile les malades indigents. A cet effet, elles sont autorisées, par extension de la faculté ouverte par l'article 17 de la loi du 7 août

1851, à disposer des revenus hospitaliers, jusqu'à concurrence du quart, pour les affecter au traitement des malades à domicile et à l'allocation de secours annuels en faveur des vieillards ou infirmes placés dans leurs familles. La portion des revenus ainsi employés pourra être portée au tiers avec l'assentiment du Conseil général.

L'hôpital, en assistant des malades non hospitalisés, évitera l'encombrement des salles, et pourra enrayer la marche d'affections qu'il lui faudrait ensuite soigner à grands frais. Les malades capables de se déplacer préféreront de leur côté un mode de traitement qui leur laisse plus de liberté. Par des soins post-hospitaliers, l'hôpital assurera la continuation de certains pansements, il contrôlera la consolidation de la guérison.

En vertu du principe de la spécialité des établissements, les malades ne peuvent être soignés que par l'hôpital. Mais l'intérêt de celui-ci est de s'entendre avec le bureau de bienfaisance, établissement préposé au service des secours à domicile distribués aux malades, indigents et infirmes. Aux termes de l'article 4 de la loi du 7 frimaire an V, les secours à domicile doivent être donnés, autant que possible, en nature. Quels secours pourraient être plus nécessaires que des médicaments? Le bureau de bienfaisance, confident des malheureux, dirigera sur l'hôpital ceux des indigents auxquels des soins médicaux deviennent nécessaires. L'hôpital signalera au bureau de bienfaisance les malades dont la capacité de travail est réduite, et qui, à condition qu'on leur vienne en aide, peuvent suivre un traitement à domicile, sans encombrer l'hôpital, Les deux établissements ne doivent pas s'ignorer mutuellement et leurs efforts ne doivent pas faire double emploi. Leur intérêt est de s'entendre. et c'est aussi celui des assistés.

Le règlement de 1899 recommandait particulièrement ce mode d'assistance pour les malades vénériens.

L'organisation de services annexes pour vénériens a été préconisée par la circulaire du 31 mai 1916. Les détails d'organisation des consultations gratuites ont été donnés par les circulaires des 5 juin 1917, 12 mars et 15 juin 1923.

D'après la note de l'Inspection générale sur les constructions hospitalières, citée par l'article 14, les locaux réservés à la consultation et au traitement externe seront situés le plus près possible de l'entrée de l'établissement, de façon à éviter que les allées et venues du dehors ne troublent l'ordre intérieur.

Article 26

L'hospice reçoit :

1° *Les vieillards, privés de ressources, des deux sexes ;*

2° *Les incurables et infirmes, privés de ressources, des deux sexes ;*

3° *A titre temporaire les enfants* (1);

---

(1) Notamment les pupilles de l'Assistance publique — enfants de parents soignés à l'hôpital ou détenus — aux termes de la loi du 27 juin 1904.

4° *A titre tout à fait temporaire, les aliénés de passage et les présumés aliénés en observation* (1);

5° *A titre de pensionnaires, sans nuire au service des vieillards, infirmes ou incurables, privés de ressources, des vieillards valides ou incurables.*

Art. 26. — L'hospice reçoit les vieillards, les incurables de tout âge, et, à titre temporaire, des enfants et des aliénés.

L'absence de ressources est expressément exigée en ce qui concerne les deux premières catégories, vieillards et incurables, par l'article 26 (ancien article 25). Le séjour à l'hospice est en effet de plus longue durée que le séjour à l'hôpital. Il ne se termine quelquefois que par le décès de l'assisté. L'expression « privé de ressources » caractérise l'aptitude à bénéficier de l'assistance obligatoire : elle signifie que l'autorité compétente a jugé que l'assisté devait être soigné ou entretenu gratuitement.

La loi du 14 juillet 1905, relative à l'assistance obligatoire aux vieillards, aux infirmes et aux incurables, privés de ressources, a apporté des modifications profondes aux règles observées pour l'admission dans les hospices. C'est désormais le Conseil municipal qui prononce d'une manière générale les admissions, lesquelles deviennent obligatoires pour l'hospice.

Le fonctionnement des orphelinats et des ouvroirs annexés aux hospices, hôpitaux et bureaux de bienfaisance est organisé par la circulaire du 18 mai 1900, qui contient un règlement modèle et un commentaire. Il convient d'appeler l'attention des commissions administratives sur la nouvelle rédaction des articles 7 et 8 d'après lesquels les enfants ont un véritable droit à un pécule de sortie. La constitution du pécule est, non pas une conséquence du travail produit par ces enfants, mais une condition essentielle de l'œuvre de charité dont ils sont l'objet.

Article 27

D'accord avec le bureau de bienfaisance et avec le Conseil municipal, sous la réserve de l'approbation préfectorale, la Commission administrative peut allouer des secours aux vieillards, infirmes et incurables, qui notamment vivent dans leurs familles, et même créer des pensions en leur faveur (2).

Art. 27. — Cet article est nouveau. Il édicte pour les vieillards, infirmes et incurables, des dispositions complétant celles qui figurent à l'article 25 et qui concernent les malades ou blessés.

La loi du 14 juillet 1905, qui a institué l'assistance obligatoire des vieillards et des incurables, n'a pas abrogé pour les établissements hospitaliers l'assistance facultative telle qu'elle est instituée par l'article 17 de

(1) A défaut d'un hospice spécial d'aliénés dans la commune, ou d'un quartier spécial d'aliénés dans l'hôpital; cette catégorie d'hospitalisés ne devra séjourner à l'hôpital ou à l'hospice que le temps strictement nécessaire pour attendre leur admission dans un asile.

(2) Article 17 de la loi du 5 août 1851, modifié et complété par l'article 7 de la loi du 2 mai 1873.

la loi du 7 août 1851 et l'article 7 de la loi du 21 mai 1873. A vrai dire, les articles 23 et 31 de la loi de 1905 donnent aux ressources des hospices une affectation qui les absorbe dans la plupart des cas. Lorsque les ressources des hospices sont plus que suffisantes pour faire face aux obligations qui leur sont imposées par l'application de l'assistance obligatoire, ils peuvent affecter le surplus de leurs revenus à l'allocation de secours ou de pensions en faveur de vieillards vivant dans leur famille, et dont ils retardent ainsi l'hospitalisation. En assistant les convalescents, ils peuvent hâter légèrement leur sortie et les garantir contre les rechutes. Pour ne pas diminuer exagérément les ressources de l'établissement, la loi de 1873 a limité la portion des revenus ainsi employés au quart des revenus hospitaliers, et au tiers avec l'assentiment du Conseil général.

Il doit toujours y avoir entente entre l'hospice et le bureau de bienfaisance, on l'a vu à l'article 25, pour éviter que les secours ne soient accordés aux mêmes personnes par les deux établissements.

CHAPITRE VI. — Nombre de lits assignés à chaque catégorie d'hospitalisés

Article 28

La distribution par services (1) *des lits existants ou possibles* (2), *sera fixée comme suit pour l'hôpital :*

---

(1) La répartition en lits d'hôpital est réglée comme suit :

1° Nombre de lits spécialisés (premier alinéa de l'article 25 de la loi sur l'Assistance médicale et dernier alinéa, *in fine* dudit article);

Lits réservés en vertu de fondations spéciales (par exemple mis gratuitement à la disposition des communes voisines);

Lits réservés à l'exécution de conventions particulières (par exemple les conventions avec l'autorité militaire, L. 7 juill. 1877);

Lits réservés à des services de malades spéciaux (maternité, aliénés, vénériens, etc..., etc...);

2° Nombre de lits affectés à l'exécution de la loi du 7 août 1851 (en principe 1 lit par 500 habitants ou fraction de 500);...

3° Lits affectés à l'exécution de la loi du 15 juillet 1893;

Lits restant disponibles au 15 juillet 1893 pour l'exécution de la loi sur l'assistance médicale gratuite;

Lits nouveaux provenant de constructions ou d'appropriations, ou de désaffectations effectuées en exécution de la loi du 15 juillet 1893.

Les éléments de ce classement se trouvent dans le relevé qui a été fait en exécution de la circulaire du 17 août 1895, contradictoirement entre le représentant de la Commission administrative et le délégué du préfet. Cette division tripartite est d'ailleurs dictée par le texte de l'article 25 de la loi du 15 juillet 1893.

Ce classement ne pourra être modifié qu'en vertu d'une délibération de la Commission administrative approuvée par le préfet. Cette délibération devra justifier : 1° que la modification est utile; 2° que l'installation proposée est suffisante; 3° s'il y a création de lits, que l'entretien de nouveaux lits est assuré.

(2) Dans les hôpitaux à construire, le nombre de mètres carrés par lit doit être au minimum de 10, le nombre de mètres cubes doit être au minimum de 40. Dans les établissements existants, on devra autant que possible se rapprocher de ces quantités.

Services normaux.

		MAXIMUM des lits (1).
Service de médecine	Hommes	
	Femmes	
	Enfants au-dessous de 13 ans	
Service de chirurgie	Hommes	
	Femmes	
	Enfants au-dessous de 13 ans	
Affections contagieuses	Isolement collectif. Hommes	
	Isolement collectif. Femmes	
	Isolement individuel	
Maternités	Expectantes	
	Accouchées	
	Berceaux	

Services spéciaux.

Aliénés de passage ou en observation (2)		
Militaires et marins	Officiers	
	Sous-officiers	
	Soldats	
Vénériens		
Pensionnat de malades (3)	Salles communes. Hommes	
	Salles communes. Femmes	
	Chambres séparées	
TOTAL maximum des lits		

ART. 28. — Des modifications importantes ont été apportées au régime des malades payants.

Le rapport de l'Inspection générale des Services administratifs pour l'année 1913 (*Journ. of., annexe 6 août*), a rappelé les points de droit qui ne sauraient être perdus de vue : l'hôpital a été créé pour les indigents, et c'est le détourner de sa destination que d'y recevoir normale-

(1) Faute d'emplacement convenable dans l'hôpital, les teigneux, les vénériens et les femmes enceintes peuvent être traités dans l'hospice.

(2) Les hôpitaux et hospices qui n'auront pas constitué de quartier spécial pour traiter les aliénés seront tenus d'avoir un local particulier pour recevoir temporairement les individus qui seraient admis en vertu des articles 18, 19 et 24 de la loi du 30 juin 1838.

(3) L'hôpital ou l'hospice étant, par définition, affectés aux pauvres, il n'est permis de réserver les lits aux malades et aux hospitalisés payants, qu'à titre exceptionnel seulement et dans une faible proportion.

Il ne s'agit ici que des malades payants à l'hôpital proprement dit, et non dans une clinique séparée, qui pourrait y être annexée.

De plus, le terme *pauvre* doit être entendu largement; il y a des malades qui, sans être pauvres, ne peuvent payer les frais élevés d'une clinique ou d'un traitement, d'une opération à leur domicile, et qui peuvent payer le prix de journée dans un hôpital, de même qu'il y a des vieillards qui n'ont pas assez de bien pour satisfaire, sans être secourus, aux exigences de la vie isolée, et qui en ont assez ou presque assez pour subvenir aux dépenses de la vie en commun dans un établissement hospitalier.

ment des malades payants. La transformation partielle des hôpitaux en maisons de santé ne peut se concilier avec le respect des fondations hospitalières. Le principe de la spécialité des établissements publics s'oppose également à ce que les hôpitaux se livrent à une opération ayant un caractère commercial, qui les mettrait en concurrence, dans des conditions privilégiées, avec les maisons de santé privées. Les hôpitaux sont, en général, tout juste suffisants pour les malades indigents et l'admission des malades aisés ou peu aisés risque de nuire aux services des malades indigents pour lesquels l'hôpital a été spécialement créé.

Tels sont, dans leur rigueur, les principes posés par les lois organiques qui régissent les établissements hospitaliers, et ils ne sauraient être modifiés que par la voie législative. Ils sont d'accord avec les intérêts

---

Sont seuls admis, à titre exceptionnel, dans les hôpitaux proprement dits, les malades payants rentrant dans l'une des quatre catégories suivantes :

1° Malades *atteints de maladies contagieuses* soit étrangers à la commune, soit appartenant à la commune, mais logés dans des conditions telles qu'ils ne peuvent être soignés à domicile utilement pour eux-mêmes, ou sans péril pour autrui;

2° Malades étrangers, *de passage*, atteints de maladies soit chirurgicales, soit médicales, lorsqu'il y a urgence, lorsqu'il n'y a pas dans la commune de maison de santé, lorsqu'ils ne peuvent être transportés à leur domicile ou dans une maison de santé, sans danger pour eux;

3° Malades n'ayant pas dans leur commune de résidence de maison de santé, ou ne pouvant être transportés dans une maison de santé voisine facilement et sans danger pour eux, ou *n'ayant pas de ressources suffisantes pour payer le prix de la maison de santé*, et seulement dans le cas où *le traitement à domicile sera impossible dans des conditions satisfaisantes*;

4° Malades dont le cas nécessite une opération grave, quand il sera constaté *qu'il est impossible de la faire dans des conditions satisfaisantes*, soit à domicile, soit dans une maison de santé.

Les malades payants et rentrant dans l'une de ces quatre exceptions appartiendront à l'une des trois séries suivantes et paieront :

Série inférieure : le prix de journée de l'assistance médicale, pour toute charge, si leurs ressources sont très limitées.

Série moyenne : le prix de journée de l'assistance médicale, sensiblement majoré, pour toute charge si leur condition est modeste.

Série supérieure : le prix de journée de l'assistance médicale, avec une majoration, plus des frais de salle, d'opération, de pansement, des frais médicaux et pharmaceutiques et tous les autres que déciderait la Commission administrative, si leur condition est plus aisée; ou bien ils paieront un prix de journée forfaitaire et calculé sur ces éléments. Les honoraires médicaux et chirurgicaux sont compris ou non dans les prix ci-dessus.

La Commission administrative, libre de ces admissions exceptionnelles, est également libre de décider, après enquête, dans quelle série entrera le malade payant.

Ces horaires médicaux et chirurgicaux seront réglés sur un tarif établi par la Commission administrative et après avis du corps médical de l'établissement.

Il appartient à chaque Commission administrative de prévoir, dans son règlement, si tous les médecins et chirurgiens doivent être admis à donner leurs soins aux malades payants. Il lui appartient également de prévoir dans quelles salles et dans quels locaux seront placés les malades payants de chacune des trois séries, selon les disponibilités et l'installation des hôpitaux et de leurs annexes.

du corps médical, pour lequel l'hôpital ne doit pas constituer une concurrence.

Toutefois, on ne saurait interdire absolument aux Commissions administratives, lorsqu'elles ont pleinement satisfait à toutes les obligations qui leur sont imposées par les actes de fondation et par l'organisation de l'assistance obligatoire, de consacrer le surplus de leurs lits disponibles à ceux qui ne pourraient être admis dans les maisons de santé, à condition qu'aucun préjudice ne soit porté au patrimoine des pauvres. L'admission des malades payants dans les hôpitaux proprement dits doit rester l'exception, étant entendu que les cliniques annexées ne sont pas soumises à la législation hospitalière. Elle sera limitée aux cas ci-après, qui peuvent se justifier par la force des choses, mais doivent, je le répète, rester exceptionnels :

1° Malades atteints de maladies *contagieuses*, étrangers ou non à la commune, logés dans des conditions telles qu'ils ne peuvent être soignés à domicile utilement pour eux-mêmes, ou sans péril pour autrui. L'exception se justifie par l'intérêt de la salubrité et de la sécurité générales;

2° Malades étrangers à la commune, de passage, ayant besoin d'un traitement soit chirurgical, soit médical, lorsqu'il y a *urgence*, lorsqu'il n'y a pas dans la commune de maisons de santé, ou lorsqu'ils ne peuvent être transportés, sans danger pour eux, à leur domicile ou dans une maison de santé. Telles seront, par exemple, les victimes d'accidents;

3° Malades n'ayant pas de maison de santé dans la commune de leur résidence, ou ne pouvant pas être transportés dans une maison de santé facilement et sans danger pour eux. Ils peuvent ne pas résider dans la commune de l'établissement;

3° *bis* Malades n'ayant pas de ressources suffisantes pour payer le prix de la maison de santé, seulement dans le cas où le traitement à domicile sera impossible dans des conditions satisfaisantes. Cette exception tient compte de l'insuffisance des ressources de certains malades;

4° Malades dont le cas nécessite une *opération grave*, quand il sera constaté qu'il est impossible de la faire dans des conditions satisfaisantes soit à domicile, soit dans une maison de santé.

La Commission administrative prononce librement ces admissions exceptionnelles, en s'inspirant des circonstances, et principalement de l'état de ses disponibilités.

Cette distribution des lits par services ne pourra être modifiée que dans les conditions imposées par le règlement lui-même, néanmoins il doit être toujours entendu que le classement du nombre des lits par services pourra être modifié temporairement, toutes les fois que les circonstances l'exigeront, et que l'administrateur est autorisé, avant même que sa décision soit ratifiée par la Commission administrative, à empiéter d'un service sur l'autre, suivant les besoins de 'hospitalisation des indigents.

Pour les diverses séries énumérées ci-dessus, la Commission administrative peut encore prévoir des services externes payants, tels que radiographie, analyses, à défaut de services analogues externes dans la localité avec leur fonctionnement et leurs tarifs.

Au point de vue du paiement, les malades relevant de chacune de ces quatre exceptions seront divisés en trois séries, dans lesquelles les Commissions administratives les classeront librement, après enquête. Les prix de chaque série seront fixés par une délibération préalable, soumise à votre approbation. Les commissions s'attacheront principalement à ne pas entretenir de malades, même de condition modeste, aux dépens du patrimoine des pauvres, et à déjouer les manœuvres des personnes qui cherchent à s'introduire à l'hôpital pour se faire soigner à meilleur compte et dans de meilleures conditions qu'ailleurs.

Les malades de la *série inférieure*, dont les ressources sont très limitées, paieront le prix de journée de l'assistance médicale, pour toute charge et sans aucun supplément. Il va de soi qu'en aucun cas l'admission de ces malades ne saurait porter préjudice aux malades en mesure de bénéficier de l'assistance obligatoire.

Les malades de la *série moyenne*, de condition modeste, acquitteront le prix de la journée de l'assistance médicale, sensiblement majoré, pour toute charge.

La *série supérieure* comprend les malades plus aisés. D'après un premier mode de paiement, le prix de journée pourra être celui de l'assistance médicale, avec une majoration, plus des frais de salle, d'opération, de pansement, de frais médicaux et pharmaceutiques, et tous ceux que décidera la Commission administrative. D'après un second mode de paiement, un prix de journée forfaitaire et global sera calculé d'après ces éléments. Les honoraires médicaux et chirurgicaux seront compris ou non dans les prix ci-dessus.

D'une façon générale, les honoraires médicaux et chirurgicaux seront réglés par un tarif établi par la Commission administrative. Le corps médical sera nécessairement consulté à ce sujet, mais il ressort de la discussion du projet de règlement au Conseil supérieur qu'il devra seulement émettre un avis.

Si les honoraires sont compris dans le prix de journée, la Commission administrative pourra distraire des sommes encaissées la part représentant les honoraires du médecin traitant pour la tenir à sa disposition d'après le mode qu'elle aura établi.

Si les honoraires sont payables en sus par le malade, le paiement sera fait à la caisse de l'établissement. Les tractations entre malades et médecin doivent être évitées. Les Commissions administratives pourront apprécier si les honoraires doivent être reversés au médecin traitant, ou s'ils doivent être versés à une caisse commune pour être répartis parmi tout le corps médical selon un mode établi d'accord entre la Commission et les divers praticiens.

Les Commissions administratives seront libres de décider, dans leur règlement, si les médecins et chirurgiens du dehors pourront être admis à donner leurs soins aux malades payants, à la demande de ceux-ci. Elles prononceront également sur l'affectation des salles à chaque série de malades.

De plus, lorsqu'il n'existera pas dans la localité de services externes de radiographie, analyses, etc..., analogues à ceux qui fonctionnent à l'hôpital, la Commission administrative pourra mettre ses services à la disposition des malades payants suivant un tarif qu'elle établira d'après les mêmes principes. Les frais seront plus ou moins élevés suivant la classe du malade, et comprendront, ou ne comprendront pas, selon les cas, une part à remettre comme honoraires aux chefs de service.

Vous remarquerez enfin que le nouveau règlement n'a pas maintenu l'obligation de rendre compte à mon Administration du fait d'avoir à approuver une délibération par laquelle une Commission administrative créerait une chambre ou une salle payante.

ARTICLE 29

La distribution par services des lits existants ou possibles (1), *est fixée comme suit pour l'hospice* :

Vieillards valides	Hommes		
	Femmes		
Infirmes et incurables	Adultes	Hommes	
		Femmes	
	Enfants	Garçons	
		Filles	

Services spéciaux.

Aliénés de passage en observation			
Enfants recueillis temporairement		Garçons	
		Filles	
Enfants assistés (2)		Garçons	
		Filles	
Pensionnat de retraite (3)	Salles communes	Hommes	
		Femmes	
	Chambres separées		
Quartiers d'aliénés			
Total maximum des lits			

ART. 29. — L'article 29 est l'ancien article 27.

Les Commissions administratives s'inspireront, pour assurer le fonctionnement des pensionnats de retraites, des observations qui figurent à l'article 28 au titre des malades payants. Les modalités du paiement peuvent être plus variables. Les hospices peuvent admettre des vieillards, infirmes ou incurables payant de leurs deniers, moyennant un prix de journée, une pension annuelle ou même un capital versé une

(1) Dans les hospices à construire, le nombre des mètres carrés par lit doit être de 8 et le nombre des mètres cubes de 24. Dans les établissements existants, l'on devra se rapprocher autant que possible de ces quantités.

(2) Les services des enfants assistés n'existeront que dans les hospices désignés par le préfet comme hospices dépositaires.

(3) Voir la note 3 sous l'article 28.

fois pour toutes. Chacune de ces modalités est fixée par une délibération approuvée par vous. Les pensionnats de retraites ne doivent gêner en rien le fonctionnement des fondations et des services d'assistance obligatoire.

CHAPITRE VII. — Admission et renvoi des malades, des vieillards, des infirmes, des incurables et des enfants

Article 30

L'admission des malades hospitalisés en vertu de la loi du 7 août 1851 n'est accordée, hors les cas d'urgence, que sur la présentation d'un certificat de l'autorité compétente, attestant que le malade est privé de ressources, et d'un certificat d'un médecin de la localité. Ce certificat doit indiquer la nature de la maladie.

Dans le cas où un certificat n'aurait pas été donné par le médecin de l'établissement, l'état du malade sera vérifié dans les vingt-quatre heures par ce praticien.

Article 31

L'admission des malades hospitalisés en vertu de la loi du 15 juillet 1893 est accordée, hors les cas d'urgence, sur la présentation d'un certificat médical délivré par le médecin de l'assistance à domicile et attestant la nécessité du traitement hospitalier. Ce certificat doit être contresigné par le maire, président du bureau d'assistance, ou par son délégué.

Article 32

L'admission est prononcée par l'administrateur de service ; il prend autant que possible l'avis du médecin de l'établissement.

En cas de refus de l'administrateur de service d'admettre un malade qui a le droit d'être admis, alors que les ressources de l'établissement permettent de le recevoir, l'admission peut être prononcée par le préfet, au compte de qui de droit.

Art. 32. — Il va de soi que les admissions en vertu de la loi de 1893 sur le vu du certificat du médecin de l'assistance, visé par le maire de la commune du malade, et qui donnent lieu d'ailleurs à remboursement par le service départemental d'assistance, ne sont pas facultatives..

Article 33

Hors les cas prévus aux articles 28 et 29, par application des lois des 7 août 1851 et 15 juillet 1893, l'hôpital reçoit des malades appartenant à des entreprises de travaux, sociétés de secours mutuels, domestiques, etc., moyennant un prix de journée à déterminer pour chaque catégorie, par une délibération de la Commission administrative, mais qui ne pourra être, en aucun cas, inférieur au prix de journée fixé pour l'assistance médicale.

Article 34

Les malades militaires ou marins sont reçus sur l'ordre de l'autorité.

Art. 34. — Les Commissions administratives tiendront compte, au moment de la révision des conventions militaires, des nouvelles lois d'assistance, qui ont augmenté la population des établissements hospitaliers en élargissant leur circonscription, et d'autre part, de la réduction des effectifs de l'armée. Elles n'affecteront pas aux malades militaires un nombre de lits supérieur aux besoins normaux. D'après l'article 5 de la loi du 7 juillet 1877, les obligations imposées aux hospices civils ne peuvent, dans aucun cas, porter préjudice au service des fondations et de l'assistance publique. Elles ne peuvent, non plus, se solder par un déficit dont souffrirait le patrimoine des pauvres.

Les dispositions applicables aux anciens militaires pensionnés ont été examinées dans le commentaire de l'article 24 (4°).

Article 35

Les femmes enceintes sont reçues pendant la dernière quinzaine de leur grossesse (1) ; *elles sont admises dans les mêmes conditions que les malades auxquelles elles sont assimilées.*

L'hospitalisation leur est assurée jusqu'à ce que le médecin ait certifié qu'elles peuvent quitter l'hôpital sans danger pour elles et pour leur enfant.

Article 36

Le médecin adresse à la Commission administrative un rapport constatant l'état précis des malades qui séjournent depuis plus de deux mois dans l'hôpital et les causes qui nécessitent leur maintien dans cet établissement.

Article 37

L'administrateur de service ordonnera la sortie des malades, dès que le médecin aura déclaré que cette sortie peut avoir lieu sans danger pour eux.

Les malades reconnus incurables ne sont pas conservés dans l'hôpital. Il sera fait diligence pour que l'incurable bénéficie notamment des dispositions de la loi du 14 juillet 1905.

Art. 37. — L'article 37 est formé par la réunion des anciens articles 35 et 36, compte tenu du régime instauré par la loi du 14 juillet 1905.

Article 38

L'admission des vieillards, des infirmes et des incurables à l'hospice est prononcée par la Commission administrative, dans les conditions suivantes :

---

(1) Cette quinzaine est un minimum. Les Commissions administratives pourront, si leurs ressources en lits et en places sont suffisantes, décider que les femmes enceintes seront reçues plus tôt. Elles doivent en tout cas être reçues dans les salles d'expectantes, qui doivent donc être installées en conformité de l'article 24.

1° Le candidat est inscrit et désigné pour l'hospitalisation, sur les listes de l'assistance obligatoire aux vieillards, infirmes et incurables, de la commune ou de l'une des communes rattachées à l'hospice, aux termes de la loi du 14 juillet 1905 ;

2° Le candidat remplit les conditions exigées par les actes de fondation ;

3° Par délibération spéciale, visée à la préfecture, la Commission administrative peut également admettre, dans la mesure où ses ressources le lui permettent, des candidats qui n'appartiennent pas à l'une des deux catégories précédentes, mais qui sont originaires de la commune, ou qui l'habitent au moins depuis   ans.

Art. 38. — Le nouvel article 38 réunit l'ancien 37, relatif aux vieillards, et l'ancien article 38, relatif aux incurables. Il traite des hospitalisés à titre gratuit, l'article suivant traitera des hospitalisés payants. L'admission est prononcée, dans les trois cas prévus, par le Commission administrative, sous les réserves nécessitées par l'application de la loi de 1905. Il convient d'entourer de plus de formalités ces admissions que les admissions dans les hôpitaux, parce qu'elles n'ont pas le même caractère d'urgence et surtout à cause des conséquences qu'ont pour les établissements hospitaliers les admissions durables.

La loi du 14 juillet 1905 a restreint la latitude laissée aux Commissions administratives par la loi de 1851. La circonscription hospitalière, le placement des assistés dans les divers établissements publics ou privés, le nombre de lits à réserver, le domicile de secours, le prix de journée, font l'objet de dispositions nouvelles et précises. Les Commissions administratives n'ont pas conservé le libre choix des hospitalisés. Elles doivent admettre les candidats désignés pour l'hospitalisation par le conseil municipal. De plus, aux termes de l'article 31 de la loi du 14 juillet 1905, les hospices communaux sont tenus de recevoir gratuitement, autant que leurs ressources propres le permettent, les vieillards, les infirmes et les incurables ayant leur domicile de secours dans la commune où est situé l'établissement, et qui ont été désignés pour l'hospitalisation conformément à l'article 19. Le calcul des ressources propres est donc d'une grande importance, puisque les hospices ne sont pas tenus, en principe, au delà de ces ressources. Il sera difficile à effectuer dans les établissements qui ne disposent pas d'archives bien tenues et d'états détaillés des biens mobiliers et immobiliers. Ma circulaire du 30 mars 1926 vous donne à cet égard les indications nécessaires.

Abstraction faite des fondations, les Commissions administratives ne sauraient opposer leur règlement antérieurement approuvé par l'autorité préfectorale aux dispositions expresses de la loi de 1905.

Le deuxième paragraphe du nouvel article réserve les droits résultant des fondations : les conditions à remplir pour les admissions sont celles qui ont été prévues par l'auteur de la libéralité.

Les Commissions administratives décident librement des admissions prévues par le dernier paragraphe. Elles pourront se départir des règles fixées par la loi de 1905. Vous aurez à apprécier les dispositions qu'elles auront prises, au moment où elles vous soumettront les délibérations spéciales fixant les conditions de ces admissions. On pourra exiger que les candidats à l'hospitalisation soient originaires de la commune ou, dans le cas contraire, qu'ils l'habitent depuis une certaine durée. Un long séjour permettra à la Commission de juger équitablement les motifs invoqués par le postulant à l'appui de sa demande.

Article 39

L'admission exceptionnelle à l'hospice des vieillards, infirmes et incurables payants, est prononcée par la Commission administrative.

Les prix de pension d'une manière générale sont fixés à .

Ces prix peuvent être modifiés en plus ou en moins par la Commission administrative, selon les espèces, avec l'approbation du préfet.

Art. 39. — L'article 39 correspond à l'ancien article 40. Il répond aux préoccupations qui ont inspiré le commentaire de l'article 28. La durée même du séjour des pensionnaires dans les hospices a rendu nécessaires deux dispositions nouvelles :

Le prix de pension est fixé d'une manière générale, et peut-être modifié en plus ou en moins, suivant les cas d'espèces, par la Commission administrative. Il pourra être tenu compte, par exemple, des engagements pris par les enfants vis-à-vis de leurs parents.

Toutefois, une limite doit être imposée aux exonérations partielles. Aussi ne devront-elles être accordées qu'avec votre approbation. Toutes les fois qu'un hospice vous paraîtra dépasser le but traditionnel de son institution, et mettre en danger les ressources réservées à l'assistance obligatoire, il vous appartiendra, en vertu du pouvoir de tutelle de l'Administration supérieure, de ne pas sanctionner ces dérogations.

Article 40

Pour être admis ou maintenus dans l'hospice, les vieillards, les infirmes et les incurables qui jouissent d'un revenu quelconque, mais insuffisant pour pouvoir se passer des secours de l'Assistance publique, seront tenus de faire l'abandon de ce revenu au profit des établissements.

Dans ce cas, il devra leur être alloué mensuellement quelques sommes modiques pour leurs besoins personnels.

Les ressources provenant de l'épargne, notamment d'une pension de retraite, que s'est acquise l'hospitalisé, lui sont laissées en totalité, si elles n'excèdent pas 60 francs. Cette quotité est élevé de 60 à 120 francs, pour ceux justifiant qu'ils ont élevé au moins trois enfants jusqu'à l'âge de seize ans. Dans le cas où les ressources dépassent ces chiffres, l'excédent ne leur est laissé que pour moitié, sans que le tout de cette allocation, strictement personnelle, puisse dépasser 365 francs par an.

Art. 40. — Le principe de la cession à l'hospice des revenus des hospitalisés a été consacré par la loi du 5 avril 1910 sur les retraites ouvrières et paysannes. D'après l'article 21, les retraites et allocations sont incessibles et insaisissables, si ce n'est au profit des établissements hospitaliers pour le paiement du prix de journée du bénéficiaire de la retraite admis à l'hospitalisation, sauf en ce qui concerne les allocations en cas de décès.

Il ne faut pas oublier toutefois que ce n'est pas à l'hospice que doivent être versés les revenus des bénéficiaires de l'article 23 de la loi du 14 juillet 1905, c'est-à-dire des hospitalisés pour lesquels l'hospice perçoit un prix de journée. Aux termes du dernier alinéa de l'article 23, au cas où l'hospitalisé dispose de certaines ressources, le prix de journée est dû par la commune, le département ou l'État, qui réalisent à leur profit le montant des déductions prévues par l'article 20. Mais l'obligation du versement à l'hospice subsiste à l'égard des vieillards hospitalisés gratuitement en vertu de l'article 31 de la loi.

Le nouveau modèle de règlement distingue les ressources déductibles et les ressources non-déductibles. Ces dernières seront dans tous les cas laissées à l'hospitalisé. Les ressources déductibles des bénéficiaires de la loi de 1905 hospitalisés aux frais des collectivités seront réalisées au profit de ces collectivités. Celles des hospitalisés à la charge de l'établissement, en vertu par exemple de l'article 31 de la loi de 1905, seront abandonnées à celui-ci. Quant aux pensionnaires payants, ils sont en règle, bien entendu, lorsqu'ils ont acquitté le prix de pension.

L'assistance ne doit pas décourager la prévoyance comme un effort inutile. Il ne faut pas que l'homme disposé à épargner puisse craindre d'être dépossédé du produit de son épargne le jour où il demandera le bénéfice de l'assistance. Le prévoyant doit être légèrement avantagé par rapport à celui qui n'a jamais fait effort.

Le dernier alinéa reproduit pour partie les termes de la loi du 14 juillet 1905. Parmi les ressources dont les hospitalisés doivent, en principe, faire l'abandon soit à la collectivité d'assistance, soit à l'hospice, une distinction est faite. Les ressources provenant de l'épargne, notamment d'une pension de retraite qui s'est acquise l'hospitalisé, lui sont laissées en totalité, si elle n'excèdent pas 60 francs. Cette quotité est élevée de 60 à 120 francs pour les hospitalisés justifiant qu'ils ont élevé au moins trois enfants jusqu'à l'âge de seize ans. Dans le cas où les ressources dépassent ces chiffres, l'excédent ne leur est laissé que pour moitié. Il a paru bon de limiter à 365 francs la somme totale que les pensionnaires des hospices peuvent conserver par devers eux, à titre strictement personnel.

Quelles sont les ressources provenant de l'épargne, au sens élargi de la loi de 1905? Ce sont notamment les pensions servies par les Sociétés de secours mutuels, les versements à la Caisse d'épargne, lorsqu'ils proviennent de l'effort individuel et non, par exemple, d'un héritage, la retraite prévue par la loi du 5 avril 1910, abstraction faite de la majoration d'État, qui ne peut évidemment être considérée comme épargnée par le bénéficiaire. La jurisprudence du Conseil d'État (15 fév. 1918) a accordé le même avantage à la rente viagère provenant d'un accident du travail.

En résumé, toutes les ressources provenant de l'épargne, directe ou indirecte, volontaire ou obligatoire, bénéficient de cette disposition de faveur.

Il est à recommander de laisser dans tous les cas à tout pensionnaire, à titre gratuit, la jouissance d'une somme égale au dixième de ses ressources personnelles, dont il pourra disposer à son gré.

Article 41

Les vieillards et les incurables indigents devront quitter l'hospice, si leur état d'indigence ou si l'état d'indigence des personnes qui sont tenues à la dette alimentaire vient à cesser.

Art. 41. — Le dernier paragraphe de l'ancien article 42, qui correspond au présent article, n'a plus de raison d'être. En effet, la Commission administrative ne peut ordonner la sortie des vieillards et des incurables que dans les cas où elle prononce librement leur admission. La sortie de l'hospice des vieillards et incurables admis au titre de la loi du 14 juillet 1905 est ordonnée par le Conseil municipal, la Commission départementale ou le ministre, selon que l'hospitalisé a un domicile de secours communal, départemental ou qu'il est dépourvu de domicile de secours.

Article 42

Les enfants non malades ne sont pas conservés dans l'établissement, sauf le cas de fondation spéciale d'orphelinat ; dans ce cas, un règlement particulier règle le fonctionnement de cette fondation.

Les enfants non malades et les enfants bénéficiaires de fondations, dans le cas où la fondation le permet, sont assimilés aux enfants assistés, pour leur placement soit en nourrice, soit en garde.

Art. 42. — L'article 42, correspondant à l'ancien article 39, a reçu des modifications.

Des orphelinats ont été institués dans certains hospices par fondations. Les droits résultant de fondations doivent être réservés.

Le Conseil supérieur a insisté de nouveau sur les inconvénients que présente le séjour d'enfants non malades dans les établissements hospitaliers. Ces observations ne s'appliquent pas aux maternités annexées.

CHAPITRE VIII. — Des mesures a prendre après le décès

Article 43

Les décès dans les hôpitaux sont constatés conformément aux dispositions de l'article 80 du Code civil et immédiatement notifiés aux familles.

Lorsque les corps sont réclamés par les parents des défunts, ils leur sont rendus.

L'autopsie pourra être pratiquée dans un but scientifique, à moins d'opposition de la part des familles.

Art. 43. — Les frais d'inhumation des hospitalisés au titre des lois des 15 juillet 1893 et 14 juillet 1905 sont considérés comme dépenses accessoires du service de l'assistance obligatoire. Ils sont répartis entre les collectivités dans les conditions prévues par les barèmes annexés à ces lois. La solution de droit commun eut été trop rigoureuse au regard des communes sièges d'hôpitaux ou d'hospices.

Les corps réclamés par les familles doivent leur être rendus sans qu'aucun organe n'ait été prélevé, à moins qu'elles n'y consentent.

Le droit des hospices sur les biens des assistés décédés ne s'applique qu'aux objets de peu de valeur, vêtements, linge, etc..., à l'usage personnel des malades. On ne peut l'étendre à une somme d'argent ou à des valeurs mobilières, sauf recours contre les héritiers du défunt, puisque celui-ci ne pourrait plus, dans ce cas, être considéré comme sans ressources. Cette attribution n'est qu'un dédommagement des dépenses occasionnées, et le droit des hospices est plutôt une créance qu'un droit de succession. Par suite, les droits de mutation par décès ne sont pas perçus.

Le droit de succession ne s'exerce toutefois qu'à l'encontre des hospitalisés à titre gratuit. Il ne saurait s'exercer lorsque les établissements hospitaliers perçoivent un prix de journée, et sont désintéressés par le service de l'assistance obligatoire. Ce droit subsiste, en réalité, mais au profit des collectivités qui supportent les charges.

Le droit de succession n'est pas applicable non plus aux militaires ou marins décédés après avoir été traités aux frais de l'État.

Quant à l'attribution des biens des enfants assistés décédés sans héritiers, elle est réglée par les articles 41 et 42 de la loi du 27 juin 1904.

CHAPITRE IX. — Travail

Article 44

Le travail est organisé, autant que possible, à l'hospice, en vue d'occuper les hospitalisés en état de s'y livrer.

Art. 44. — Le travail dans l'hospice doit être considéré comme un moyen de distraire les hospitalisés en les occupant. Il ne constitue pas un travail salarié au sens de la loi du 5 avril 1910 sur les retraites ouvrières et paysannes.

Article 45

Les travaux doivent être appropriés à l'âge et aux capacités de l'hospitalisé constatés par le médecin (1).

Article 46

L'économe est chargé de la direction du travail; il tient un compte spécial des matières fournies et des produits fabriqués ou récoltés.

Article 47

Le produit intégral du travail est versé immédiatement par l'économe dans la caisse du receveur.

---

(1) Ajouter, s'il y a des ateliers organisés : la durée du travail est fixée de à en été, et de à en hiver.

Conformément à la loi du 16 messidor an VII, le tiers de ces sommes sera remis, tous les mois, aux hospitalisés travailleurs.

Si le travail ne peut être rémunéré dans ces conditions, il est fixé un prix de journée par le préfet, sur l'avis de la Commission administrative.

La part revenant aux mineurs sera placée, pour leur compte, à la caisse d'épargne, par les soins du receveur, qui restera dépositaire du livret. Celui-ci leur sera remis à leur sortie définitive de l'hospice ou lorsqu'ils auront accompli leur vingt et unième année.

Il ne sera alloué aucun salaire aux apprentis pendant la durée de l'apprentissage.

Art. 47. — Le quatrième paragraphe appelle les observations suggérées par la loi du 27 juin 1904 sur le service des enfants assistés. Aux termes de l'article 15 de la loi de 1904, modifiée par la loi du 18 décembre 1906, la gestion des deniers pupillaires est confiée au trésorier-payeur général. Elle est dévolue, dans le département de la Seine, au receveur de l'Assistance publique de Paris. Les sommes dues aux pupilles, à titre de rémunération de travail, se recouvrent sur des états dressés par l'inspecteur départemental et rendus exécutoires par le préfet. Les fonds sont placés soit à la Caisse nationale d'épargne, soit aux caisses d'épargne ordinaires, soit en rentes sur l'État. Le tuteur peut autoriser, au profit du pupille, le retrait de tout ou partie des fonds appartenant à ce dernier. Le Conseil de famille pourra, décider, au moment de la sortie d'un pupille du service des enfants assistés, qu'une partie ne dépassant pas le cinquième du pécule lui appartenant sera versé à la Caisse nationale des retraites, en vue de lui constituer une pension de retraite. Le loi du 19 mars 1917 assimile les enfants en dépôt et en garde aux pupilles pour la gestion de leurs deniers. Les règles à suivre pour le recouvrement, la manutention et la gestion des deniers pupillaires sont déterminées par le décret du 19 mai 1909 (voir le commentaire de l'article 18).

Les observations sur les risques des placements immobiliers et des exploitations rurales qui figuraient sous cet article dans la circulaire du 15 décembre 1899 ont la valeur d'observations de principe. Elles n'excluent pas l'appréciation des circonstances de fait.

CHAPITRE X. — Régime alimentaire

Article 48

Le régime alimentaire est établi dans l'hôpital ou l'hospice par la Commission administrative, d'accord avec le corps médical de l'établissement. Il n'y est apporté de modification que sur l'avis conforme du corps médical, et cet avis est spécialement joint à la délibération de la Commission transmise au préfet pour approbation (1).

(1) Cette délibération doit comprendre un tableau du régime alimentaire que l'administration hospitalière établira d'après sa pratique dans le cadre du tableau théorique annexé au présent modèle de règlement.

Art. 48. — La circulaire du 26 juin 1924 a appelé votre attention sur l'intérêt qu'il y a à développer la consommation du poisson dans les établissements publics.

Le rapport de l'Inspection générale pour l'année 1925 signale les économies réalisées par un établissement national d'assistance au moyen de l'adoption de la viande frigorifiée. On trouvera dans le même document des observations applicables à tous les établissements hospitaliers, sur les avantages en nature concédés au personnel, notamment au point de vue alimentaire.

Article 49

Les repas sont ainsi réglés :

Menu général.

Premier déjeuner. — *Potage ou café au lait (soupe au lait pour les enfants).*

Repas de midi. — *Potage, un plat de viande ou poisson, un plat de légumes, un dessert (fromage ou fruits).*

Repas du soir. — *Potage, légumes (œufs ou viande pour les malades), un second plat de légumes ou pâtes en remplacement pour les vieillards.*

Les enfants ont de plus le goûter.

Régimes spéciaux (hôpital et hospice).

1° Régime lacté pur ;

2° Régime lacto-végétarien ;

3° Régime déchloruré avec ou sans viande ;

4° Régime de suralimentation pour les tuberculeux; régime des malades, plus 100 grammes de viande crue ou 100 grammes de suc de viande, ou deux œufs par jour et 20 grammes de sucre (cuisine au beurre) ;

5° Régime des dyspeptiques entériques : régime hydrocarboné, potages, farineux, pâtes, riz et sucre, fruits cuits ;

6° Régime pour diabétiques. — Deux catégories :

a) Diabète sans dénutrition. — *Suppression des farineux (sauf les pommes de terre). Viande et corps gras en quantité normale. — Prédominance des légumes frais aqueux non farineux ;*

b) Diabète avec dénutrition. — *Diminuer ou supprimer suivant les cas la viande et les corps gras.*

Art. 49. — Le tableau théorique susceptible de servie de guide aux Commissions administratives pour l'évaluation des quantités moyennes d'aliments annexé au modèle de règlement, a été arrêté ainsi qu'il suit :

CATÉGORIES D'ADMINISTRÉS		PAIN (sans compter le pain de soupe).	VIANDE cuite sans os	LÉGUMES frais	VIN	DIVERS
1° *Hôpital.*		kilo	kilo	kilo	litres	
Malades.	Hommes adultes.	0,450	0,150	0,350	0,20	
	Femmes.	0,400	0,150	0,300	0,15	
	Enfants de 0 à 1 an. . .	»	»	»	»	Lait.
	— 1 à 2 ans. . .	»	»	»	»	Lait et farineux.
	— 2 à 6 —. . .	0,150	0,030	0,150	»	
	— 6 à 10—. . .	0,200	0.060	0,200	»	
	— 10 à 15—. . .	0,300 à 0,400	0,125	0,250	»	
Convalescents	Hommes	0,500	0,200	0,400	0,25	
	Femmes.	0,450	0,150	0,400	0,10	
	Enfants de 2 à 6 ans . .	0,200	0,050	0,200	»	
	— 6 à 10 — . .	0,250	0,080	0,250	»	
	— 10 à 15 — . .	0,400	0,150	0,350	»	
2° *Hospices.*						
Vieillards hommes.		0,400	0,125	0,400	0,20	
— femmes, ...		0,350	0,100	0,350	0,15	
Enfants de 2 à 6 ans		0,200	0,050	0,200	»	
— 6 à 10 —.		0,250	0,080	0,250	»	
— 10 à 15 —.		0,400	0,125	0,350	»	
Travailleurs adultes.		0,480	0,150	0,350	0,25	
Enfants assistés (régime de l'hôpital) .		»	»	»	»	

Article 50

Le régime alimentaire des pensionnaires payants sera fixé par délibération spéciale de la Commission administrative si celle-ci croit devoir le faire différent de celui des autres hospitalisés.

Article 51

A l'hôpital comme à l'hospice, le personnel nourri dans l'établissement pourra avoir un régime particulier différent du régime ordinaire des hospitalisés.

Art. 51. — Le Conseil supérieur a jugé à propos de supprimer l'ancien article 51, d'après lequel le personnel nourri dans l'établissement pouvait avoir un régime particulier différent du régime ordinaire des hospitalisés, non inférieur a celui des pensionnaires payants. Il a entendu que les commissions administratives ne soient pas contraintes d'accorder au personnel le régime alimentaire de certains hospitalisés qui paient une pension élevée. Le régime de servants qui se livrent à des travaux de force ne saurait d'ailleurs être le même que celui de malades alités. L'alimentation de chacun doit être en fonction de ses besoins. C'est la préoccupation qui a dicté les régimes spéciaux de l'article 49.

Le menu devra être affiché dans la cuisine et rester conservé à l'économat, ce qui facilitera les statistiques et les comparaisons.

ARTICLE 52

Chaque jour pour le lendemain, l'économe arrêtera, de concert avec le surveillant de la cuisine, le menu des différents repas. Ce menu aura été communiqué pour avis aux médecins de l'établissement ; il sera immédiatement affiché dans la cuisine et restera conservé à l'économat.

ARTICLE 53

Tous les repas, si possible, sont pris en commun et dans les réfectoires.

ART. 53. — Les Commissions administratives devront faire leur possible, à l'hôpital comme à l'hospice, pour organiser des réfectoires où les malades capables de se déplacer, viendront prendre leur repas. On ne manquera pas d'aérer, à ce moment, les salles inoccupées.

CHAPITRE XI. — ORDRE ET DISCIPLINE. POLICE INTÉRIEURE

ARTICLE 54

Toutes les personnes admises soit dans l'hôpital, soit dans l'hospice, à quelque titre que ce soit, sont tenues de se conformer aux mesures d'ordre et de discipline que la Commission administrative croit devoir prescrire.

ART. 54. — Il convient de supprimer le plus possible les entrées et les sorties pendant la nuit, le calme le plus complet étant nécessaire au sommeil des malades.

ARTICLE 55

Les employés qui logent dans les établissements hospitaliers doivent rentrer à   heures du soir.

Il ne doit y avoir pendant le jour qu'une porte ouverte dans chaque établissement hospitalier. et les clefs doivent en être remises chaque soir à la personne chargée d'assurer la garde de l'établissement pendant la nuit.

ARTICLE 56

Le personnel et les hospitalisés changent de linge toutes les semaines. Les draps de lit sont renouvelés tous les quinze jours.

Cette disposition ne s'applique pas aux malades, qui changent de linge aussi souvent que leur état le rend nécessaire.

Les employés de l'établissement sont tenus à une parfaite propreté; ils doivent prendre un grand bain ou un bain-douche au moins une fois par mois.

Les personnes recueillies à l'hospice reçoivent toutes, sauf contre-indication médicale, un grand bain ou un bain-douche tous les mois et un bain de pied toutes les semaines.

ARTICLE 57

Les hospitalisés, lorsque leur santé le permettra, se lèveront à heures du matin, et seront tenus de se coucher à heures du soir en été, et à heures du soir en hiver, le tout sauf indication contraire du médecin.

Le personnel se lèvera à heures du matin, depuis le jusqu'au , et à heures du au .

ARTICLE 58

Les parents ou amis des hospitalisés seront admis à les visiter deux fois par semaine, les et les de à

Il n'y aura exception qu'en vertu d'une permission spéciale de l'administrateur de service.

Il est interdit aux visiteurs d'introduire des comestibles, des liquides ou des médicaments sans l'autorisation du médecin.

Tout infirmier ou servant qui, sans avoir été autorisé, aura introduit des objets de cette espèce, ou qui aura accepté un pourboire ou une gratification, sera immédiatement renvoyé.

ART. 58. — Les progrès récemment réalisés par le phonographe et la téléphonie sans fil font souhaiter l'acquisition, avec l'aide des bienfaiteurs ordinaires des établissements charitables, de quelques-uns de ces appareils, dont le maniement est facile, et qui apporteraient aux malades désœuvrés un peu de distraction.

ARTICLE 59

Les vieillards, infirmes et incurables admis dans l'hospice, pourront sortir de l'établissement, de heures à heures.

Les enfants seront conduits à la promenade deux fois par semaine, et plus souvent s'il est possible, par un employé ou une surveillante.

ARTICLE 60

Les hospitalisés ne pourront introduire dans l'établissement aucune liqueur spiritueuse. S'ils contreviennent à cet ordre, ils seront privés de sortie pendant

Les liquides seront saisis.

ARTICLE 61

Tout assisté qui se sera absenté de l'hospice pendant quarante-huit heures sans permission, ne pourra plus y entrer sans qu'une nouvelle admission lui ait été accordée dans les formes prescrites par les articles 38 et 39.

Article 62

Il est défendu aux personnes admises dans l'hospice de mendier, soit dans l'établissement, soit au dehors, sous peine d'être privées de sortie pendant mois.

En cas de récidive, le contrevenant pourra être renvoyé de l'hospice.

Article 63

Les injures graves, les provocations entre les personnes reçues dans l'hospice et les propos obscènes seront punis d'une réprimande publique.

En cas de récidive, les contrevenants seront punis de sortie pendant mois.

Si les injures sont adressées à un employé, à une surveillante laïque ou congréganiste, le délinquant sera, pour la première fois, puni de la privation de sortie pendant mois, et pour la seconde fois, son renvoi pourra être prononcé par la Commission administrative. Cette dernière punition sera appliquée en cas de voies de fait.

Art. 63. — Le renvoi d'un assisté bénéficiaire de la loi du 14 juillet 1905 ne peut être ordonné, par analogie avec l'article 41 du présent règlement, que par les collectivités qui ont prononcé son admission. L'assisté pourra être dirigé sur un autre établissement choisi sur la liste dressée par le Conseil général par application de l'article 23 de la loi du 14 juillet 1905.

Article 64

L'insoumission habituelle, un acte grave d'insubordination, l'inconduite notoire, et notamment l'habitude de l'ivresse, soit dans l'intérieur de l'établissement, soit au dehors, sont autant de causes de renvoi pour les vieillards, infirmes et incurables.

Article 65

Les réprimandes et les punitions ne pourront être infligées que par l'administrateur de service, qui devra en rendre compte à la Commission administrative dans sa première réunion.

CHAPITRE XII. — Approbation des règlements et des articles additionnels

Article 66

Le présent règlement sera soumis à l'approbation du préfet. Il ne pourra être modifié que par délibération de la Commission administrative, approuvée par le préfet.

Article 67

Le présent règlement sera affiché en permanence et en entier, à l'intérieur de l'établissement, en un lieu accessible à tous.

APERÇU DES PRINCIPAUX TEXTES A CONSULTER

1901	4 févr.	Loi sur la tutelle administrative en matière de dons et legs.
	24 déc.	Décret modifiant l'article 1 du décret du 1er février 1896. . . . . (dons et legs).
1904	27 juin	Loi sur le service des enfants assistés.
1905	8 janv.	Loi supprimant l'autorisation nécessaire aux communes et aux établissements publics pour ester en justice.
	14 juill.	Loi relative à l'assistance obligatoire aux vieillards, infirmes et incurables, privés de ressources, modifiée par les lois des 31 décembre 1907, 30 décembre 1908, 14 juillet 1913 et 12 février 1924. Voir les décrets des 14 avril 1906 et 3 août 1909.
	9 déc.	Loi sur la séparation des Églises et de l'État.
1908	5 déc.	Décrets modifiant les décrets des 27 juin 1876 et 1er août 1891 (frais de bureau et traitements des receveurs des établissements de bienfaisance).
	26 déc.	Loi portant fixation du budget général de l'exercice 1909, article 42 (cautionnement des receveurs).
1910	14 mars	Décret rendant applicables aux établissements de bienfaisance les dispositions de l'article 147 de la loi du 5 avril 1884, relatives au crédit pour dépenses imprévues.
1912	2 oct.	Décret relatif aux mesures disciplinaires applicables aux receveurs spéciaux des communes et des établissements charitables (*Journ. off.* du 18 oct.). Modifié par les décrets des 15 février et 15 septembre 1913 (*Journ. off.* du 3 oct.).
1913	17 juin	Loi sur le repos des femmes en couches.
1916	15 avril	Loi instituant des dispensaires d'hygiène sociale et de préservation antituberculeuse.
1918	17 juin	Loi relative aux traités de gré à gré et aux achats sans marché passés par les établissements publics de bienfaisance. Modifiée par la loi du 15 janvier 1924.
1919	31 mars	Loi sur les pensions militaires (art. 10 et 64).
	1er août	Loi modifiant les articles 21 et 25 de la loi du 15 juillet 1893.
	9 août	Décret simplifiant la comptabilité des économes des établissements publics d'assistance.
	7 sept.	Loi instituant des sanatoriums.
1920	6 juillet	Loi modifiant l'article 4-§ 3, de la loi du 9 avril 1898 sur les accidents du travail.
1921	14 févr.	Loi sur la fixation des prix de journée prorogée par la loi du 11 février 1925. Voir le décret du 30 janvier 1926.
	21 sept.	Décret (purge des hypothèques).

1922	5 déc.	Loi sur les habitations à bon marché (art. 33, 35 et 43).
1924	4 mars	Décret relatif à la rémunération des percepteurs receveurs municipaux et receveurs spéciaux des communes et établissements hospitaliers.
1925	9 avril	Loi organisant des services départementaux de contrôle des lois d'assistance.

Distinctions honorifiques :

Médaille d'honneur de l'Assistance publique : Décrets des 31 décembre 1903, 28 novembre 1911 et 19 juillet 1923.

Médaille d'honneur des Épidémies : Décrets des 31 mars 1885, 22 juillet 1899 et 13 janvier 1912.

Médaille d'honneur de l'Hygiène publique : Décret du 13 janvier 1912.

IMPRIMERIE BERGER-LEVRAULT, NANCY-PARIS-STRASBOURG. — 1927.

www.ingramcontent.com/pod-product-compliance
Ingram Content Group UK Ltd.
Pitfield, Milton Keynes, MK11 3LW, UK
UKHW021033180726
13838UKWH00004B/1775

9 782329 088082